TRAITÉ

DE

LA CATALEPSIE.

AUBANEL ET THORE. *Recherches statistiques sur l'aliénation mentale*, faites à l'hospice de Bicêtre, ouvrage couronné par la Société des annales d'hygiène et de médecine légale, 1 volume in-8, avec un grand nombre de tableaux.   4 50

ELLIS, ESQUIROL et **ARCHAMBAULT.** *Traité de l'aliénation mentale*, ou de la nature, des causes, des symptômes et du traitement de la folie, contenant des observations sur les établissemens d'aliénés. Traduit de l'anglais, avec un très grand nombre de notes et d'additions, et précédé d'une introduction historique et statistique, 1 vol. in-8, avec planches.   8 »

PINEL (S.) *Physiologie de l'homme aliéné*, appliquée à l'analyse de l'homme social, 1 vol. in-8.   6 »

PARCHAPPE. *Recherches sur l'encéphale*, sa structure, ses fonctions et ses maladies, 2 vol. in-8.   7 »

FOVILLE. *Influence des vêtemens sur nos organes.* Déformation du crâne résultant de la méthode la plus générale de couvrir la tête des enfans, 1 vol. in-8, avec un grand nombre de figures.   3 »

MOREAU. *Les facultés morales*, considérées sous le point de vue médical, de leur influence sur les maladies nerveuses, les affections organiques, etc., 1 vol. in-8.   3 »

FODERÉ. *Essai médico-légal*, sur diverses espèces de folie vraie, simulée et raisonnée, sur leurs causes et les moyens de les distinguer, etc., un volume in-8.   5 »

COTTEREAU. *Formulaire général*, ou Guide pratique du médecin, du chirurgien et du pharmacien, avec les nouveaux poids en regard des anciens, 1 vol. in-32 de 500 pages.   2 50

DELARROQUE. *Mémoire sur la fièvre typhoïde*, sur les diverses formes qu'elle peut présenter et sur le traitement qui lui est applicable (mémoire pour lequel l'auteur a reçu une médaille d'or de la Société médicale de Toulouse), 1 vol. in-8.   3 50

D'HUC, *Hygiène des femmes*, ou Conseils sur leur santé aux diverses époques de la vie, 1 vol. grand in-18.   2 »

GUIBERT. *Essai sur les émissions sanguines* et les évacuans, précédé de quelques considérations générales, sur la vie, la santé et la maladie, 1 vol. in-8.   3 50

MELLET. *Manuel pratique d'orthopédie*, ou Traité élémentaire sur les moyens de prévenir et de guérir toutes les difformités du corps humain, 1 vol. grand in-18 avec un atlas de planches.   6 50

RICORD. *Traité pratique des maladies vénériennes*, ou Recherches critiques et expérimentales sur l'inoculation appliquée à l'étude de ces maladies, suivies d'un résumé thérapeutique et d'un formulaire spécial, 1 volume in-8.   9 »

SZERLECKI. *Dictionnaire de thérapeutique*, contenant les moyens curatifs employés dans toutes les maladies par les praticiens les plus distingués de la France et de l'étranger, 2 vol. in-8.   14 »

TRAITÉ

DE

LA CATALEPSIE

CONTENANT

DES RECHERCHES HISTORIQUES ET PRATIQUES SUR LES SYMPTÔMES,
LE DIAGNOSTIC, L'ANATOMIE PATHOLOGIQUE,
LES CAUSES, LE TRAITEMENT ET LA NATURE DE CETTE MALADIE,

PAR

C. E. Sᵀ BOURDIN,

Docteur en médecine et médecin d'une maison d'aliénés de Paris,
membre de la Société médico-pratique, etc., etc.

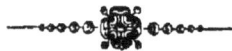

PARIS

Librairie des Sciences Médicales

DE JUST ROUVIER,

rue de l'École-de-Médecine, 8.

—

1841

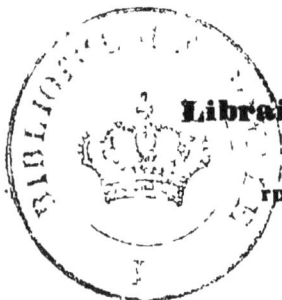

Imprimerie de P. BAUDOUIN, rue des Boucheries-S.-G., 38.

PRÉFACE.

L'ouvrage que je livre au public avait, dans le principe, reçu une autre destination, et devait former une série d'articles dans un journal de médecine. Dans ce but, j'avais fait quelques recherches bibliographiques qui s'étendirent plus que je ne le croyais. L'intérêt qui m'attachait à ce travail se multipliant à mesure que je pénétrais plus avant dans la question, je m'y adonnai de plus en plus. Chemin faisant, je trouvai plusieurs points obscurs, plusieurs questions litigieuses et embrouillées que je m'efforçai d'éclaircir, et mon travail se compléta.

Voici à quelle occasion la catalepsie attira mon attention. Médecin d'une maison d'aliénés, mon observation se trouva dirigée spécialement vers les maladies nerveuses qui devinrent l'objet de ma prédilection et de mes études favorites. La catalepsie, comme toutes les névroses, occupa mon esprit. Cepen- je ne m'appliquai à la bien connaître que quand, favorisé par ma position, je pus observer deux malades atteints de cette affection. J'ajoute qu'un hasard heureux amena, dans le même temps, une fille cataleptique à l'hôpital de la Charité de Paris. Ces trois faits furent le point de départ de mes observations. Je parcourus un grand nombre d'ouvrages qui traitaient spécialement de la matière, je feuilletai un grand nombre de thèses, d'écrits périodiques, et je recueillis ainsi un certain nombre de faits qui servent de base à mon travail.

La marche que j'ai suivie dans ces recherches a été simple et naturelle. J'ai voulu me faire une idée nette et claire de la catalepsie : dans ce but, j'ai réuni des faits, j'en ai extrait la substance, c'est-à-dire le sens, et mes opinions se sont formées. Ce sont ces opinions que je livre à la publicité. On verra que les plus importantes, au moins, sont appuyées sur des observations.

L'ordre que j'ai adopté dans l'exposé de mes idées est à peu près celui qu'on trouve dans les ouvrages didactiques. Pour bien étudier une maladie, il convient, selon moi, de la définir d'une manière exacte, — de passer à ses symptômes, — de la suivre dans toutes les modifications qu'elle présente, dans sa marche, dans sa durée, dans sa terminaison, — d'établir les signes qui la rapprochent ou la séparent des maladies voisines, — de rechercher dans le cadavre les traces qu'elle y laisse, les altérations d'où elle découle ; — puis ces connaissances préliminairement, mais indispensablement acquises, essayer un jugement sur ce qui doit arriver. Les notions qu'on acquiert alors sur la marche probable de la maladie ne mènent pas seulement à des idées spéculatives, elles dirigent ordinairement la conduite du praticien. En effet, le traitement se règle plus peut-être sur les notions fournies par le pronostic que sur les enseignemens puisés dans l'état symptomatologique actuel. — Arrivé à ce point, je rapporte les causes : différant ici de la marche commune, parce qu'il me semble irrationel au suprême degré dans l'exposé d'un fait quelconque, de dire les causes avant le fait lui-même. Il est si naturel, au contraire, de procéder du connu à l'inconnu, d'apprécier les symptômes, les effets d'abord, pour remonter à l'explication, c'est-à-dire à la cause. — Cela fait, j'expose le traitement. — Le dernier chapitre que j'ai intitulé *Théorie* a pour objet l'explication de la nature intime de la catalepsie. Je l'ai relégué à la fin du livre, parce qu'il a moins d'importance que lui en accordent certaines personnes, et parce qu'en définitive je ne suis arrivé qu'à des conclusions négatives. Cette question de l'essence des maladies n'est, en quelque sorte, qu'accessoire, car le traitement ne relève pas de cette appréciation, et si j'ai ajouté ce titre, c'est parce que je l'ai regardé comme le complément nécessaire de mon travail.

Un ouvrage quelconque doit présenter un sens qu'on appellerait la moralité; il doit contenir une preuve, en un mot, il doit tendre à un but. Le mien a été de faire connaître une maladie mal connue et mal étudiée, de prouver, non la possibilité, mais la réalité de son existence, mise en doute de nos jours, par des hommes, du reste, fort instruits, de préciser la valeur pathologique du mot catalepsie, détourné par les magnétiseurs de sa signification véritable et primitive ; enfin, de recueillir, dans un seul volume, les matériaux divers jetés çà et là dans une foule de publications, pour arriver, en résumé, à une histoire théorique et pratique la plus complète possible.

Telles sont les pensées qui m'ont guidé, la méthode que j'ai suivie, le but que j'ai voulu atteindre. Si je ne me fais illusion, je crois avoir comblé une lacune dans notre littérature médicale, si riche à tant d'égards, et, par conséquent, avoir rendu un service à la science. J'ai desiré avant tout être utile : heureux si j'ai accompli ma tâche.

Je ne terminerai pas cette préface sans rendre un témoignage public de ma reconnaissance à messieurs les docteurs Malcuisant, Vallerand de la Fosse et Jolly, dont l'amitié et les bienveillans conseils ont soutenu mes premiers pas dans la carrière médicale.

DE LA
CATALEPSIE.

CHAPITRE PREMIER.

DÉFINITION.

SYNONIMIE.

§ I.

κατάληψις de καταλαμβανώ *deprehendo*, je saisis. — κατοχή de κατεχ ῦ *detinco*, je retiens (Galien). — ἀφονιαν Aphonie (Aetius , Dioclès , Hollerius).— *Catalepsis,* (Cœlius Aurelianus, Sennert, Hoffman , etc).— *Catochus;* (Pison, Rondelet).—*Contemplatio,* Exstasis.—*Catalepsis-epileptica,* (J.-G. Elock). — *Vigilans stupor,* (Mangoldt). — *Coma vigil,* Paul Aeginète.—*Catalepsie,* (les auteurs français).—*Hystérie,* (Georget).

Cette synonimie nombreuse employée par les auteurs sert à nous faire connaître les nuances multiples d'idées qu'ils attachaient à cette affection. Ne pouvant apercevoir la manière d'être de la maladie , sa nature intime , ils voulurent la caractériser par les signes les plus saillans , je veux dire les signes extérieurs. Le malade leur parut surpris par un saisissement profond; de là , les expressions grecques κατάληψις et καθοχὴ, ainsi que celles latines : *prehensio , detensio , catochus* qui leur correspondent et expriment exactement la même

1

idée : de là aussi notre mot *catalepsie*, traduction littérale du κατάληψις des Grecs. Cette expression doit être conservée quoiqu'elle soit incomplète et qu'elle ne rappelle que les symptômes cérébraux. Toute substitution deviendrait difficile ou inutile.

Le mot catalepsie doit être pour l'esprit la représentation d'une espèce pathologique soumise à des lois de cause, de développement, d'existence, etc., qui lui sont propres.

Certains auteurs ont voulu voir dans cette affection un symptôme isolé, élément d'une espèce complexe, ce qui a donné lieu aux dénominations de Cullen, *apoplexie-cataleptique*, de Georget, *hystérie*, d'Elock, *catalepsie-épileptique*, et plusieurs autres que je rejette également. Schilling s'est exprimé à cet égard d'une manière formelle : *meritò in numerum symptomatum recipi.* C'était une erreur. La catalepsie existe fréquemment seule dépouillée de toute complication, et ces cas que je choisis comme type ne peuvent être rapportés à aucune autre affection. Deux choses servent à caractériser les maladies : la lésion matérielle qui leur donne naissance, ou bien les symptômes qu'elles offrent. La première nous manque, mais on peut, par l'étude des symptômes, y suppléer. Le symptôme, *ce cri de l'organe souffrant* (Broussais), se lie à la maladie, c'est-à-dire à sa cause, comme l'ombre se lie au corps : nul ne peut les disjoindre sans manquer à la raison la plus vulgaire ; car, tout effet relève d'une cause. La connaissance de l'un nous donne la certitude de l'existence de l'autre, alors même que la cause ou lésion matérielle ne peut être démontrée. Il suffit pour nous d'arriver à cette conclusion, puisque c'est dans les symptômes eux-mêmes que nous trouverons le signe pathognomonique de l'affection.

La catalepsie s'appartient à elle-même; les formes qu'elle revêt la caractérisent surabondamment. Je sais que fort souvent elle se combine à d'autres affections avec lesquelles elle semble liée d'une manière étroite ; dans ce cas même, additionnée à d'autres maladies elle constitue une complication sans perdre toutefois ses qualités d'individu, ou si l'on aime mieux d'espèce. Les épithètes, *hystérique*, *apoplectique*, *épileptique*, *tétanique*, etc., peuvent bien lui convenir dans certaines circonstances, où les formes de ces diverses affections viennent se mêler à ses symptômes, mais elles ne se rattachent pas à la catalepsie comme élément ou partie constituante et ne peuvent nullement être données comme dénomination générale.

DÉFINITION.

§ II.

Si l'on consulte les auteurs qui ont écrit sur la catalepsie, on trouve une multitude de définitions diverses : chacun a eu la sienne, et le nombre est beaucoup plus considérable que celui des dénominations par lesquelles on la désignait. Il serait inutile de les compter, je vais essayer de les apprécier.

On peut rapporter ces définitions à trois idées mères, constituant trois classes où trois points de vue différens. Abstraction faite de quelques variations dans les termes, ces définitions se prêtent à la classification dont je parle.

Les uns n'ont envisagé la question que sous un seul point de vue : leur définition est incomplète. Les autres ont compris dans leur définition des phénomènes étrangers à l'affection qui nous occupe. Les derniers, enfin, ont tenu compte des phénomènes musculaires et cérébraux.

Reprenons ceci en détail.

α.   La première classe nous offre le groupe de définitions, sans contredit, les plus incomplètes ; car une bonne définition doit contenir toute la chose définie et ne s'appliquer qu'à elle , *toto et solo definito.*

Selon Boerhaave : « la catalepsie est une maladie dans laquelle le malade subitement immobile et insensible garde la position du corps qu'il avait au commencement de la maladie. » Je n'adopte point cette définition qui ne comprend presque que l'élément matériel. Nous le verrons plus tard, cette affection prend sa source dans la lésion d'une fonction supérieure et le principe de la vie de relation se trouve atteint. Le signe extérieur ou effet n'est peut-être que d'une moindre importance ; il convient de réunir les deux élémens étiologique et symptomatologique, ce que n'a pas fait Boerhaave.

« La catalepsie, selon Dionis, est une intempérie froide et humide du cerveau qui relache outre mesure les petites fibres dont il est composé. (1). » Ici la puissance spéciale de génération des symptômes morbides se trouve indiquée, mais les phénomènes organiques sensibles sont passés sous silence. Comme Boerhaave , Dionis se fonde seulement sur l'un des élémens de la maladie ; comme

---

(1) Voy. Dionis (Pierre), *Diss sur la mort subite et la catalepsie.* Paris, 1713.

lui aussi, il donne une définition incomplète, et c'est à ce titre que je les rejette l'une et l'autre.

ρ. Dans la classe précédente nous avons trouvé des définitions qui s'appliquaient à la chose, non à toute la chose ; elles péchaient par défaut. Maintenant nous allons en examiner d'autres qui satisfont aux exigences de la loi logique *toto definito*, mais elles embrassent plus que la chose, elles pèchent par excès. Ces définitions sont moins bonnes que celles précédemment étudiées : elles sont moins bonnes parce qu'elles entraînent une confusion considérable dans l'esprit, qu'elles froissent les idées reçues en ramenant à une espèce seule et unique des espèces bien distinctes. Dans ce groupe, on trouve la définition de tous les nosologistes qui ont regardé la catalepsie comme un symptôme, ou comme un ensemble de symptômes servant pour leur part à caractériser une maladie complexe ; c'est ainsi que nous trouvons la définition de la catalepsie épileptique (Elock); celle de la catalepsie apoplectique (Cullen); de la catalepsie hystérique, etc. De ces diverses définitions, une seule mérite de fixer notre attention, parcequ'elle a fait bruit dans la science, non pas en tant que définition, mais comme expression scientifique, je veux parler de celle de Pételin, de Lyon. La voici : « la catalepsie consiste dans l'abolition réelle des sens et apparente de la connaissance et du mouvement, avec transport des premiers ou de quelques uns d'entre eux, dans l'épigastre, à l'extrémité des doigts, des orteils, et pour l'ordinaire, disposition de la part des membres à recevoir et à conserver les attitudes qu'on leur donne (1). » C'est ainsi que le magnétisme animal

(1) Voy. Petetin (J.-H.-Désiré. *Électricité animale*. Lyon, 1805.

déguisé sous le titre de catalepsie essaya de s'introduire dans la science, d'y prendre droit de cité, avec ses mystères et ses miracles. A peine, dans cette définition, s'agit-il de la catalepsie qui est cependant l'objet à définir : ces deux états morbides, catalepsie et magnétisme, sont si différens par leur cause et leur manière d'être que je ne conçois pas comment on a pu les marier et les confondre dans une même définition. Il est évident que l'écrivain dont je parle n'avait qu'une idée fausse de la catalepsie et que les signes qu'il en donne sont ceux d'une toute autre maladie; donc, on doit rejeter sa définition.

δ.   Le plus grand nombre des auteurs ont eu, de cette maladie, une idée précise. De grands noms viennent autoriser mon opinion, ce sont : Mangoldt, Schilling, Sauvages, Pinel, l'auteur de la physiologie du système nerveux, Tissot, M. Bouillaud et plusieurs autres. Je placerai ma définition à côté de celle d'hommes aussi distingués, non par considération de leur renommée, mais parce qu'ils se sont davantage approchés de la vérité. Tissot définit la catalepsie : « une perte absolue des sens et des mouvemens volontaires, sans fièvre, et avec une aptitude dans les muscles, à rester et par là même à maintenir les membres dans l'attitude où on les met. » Cet écrivain habile dit : « sans fièvre ; » personne jusqu'à lui n'avait signalé ce caractère des névroses. C'était un premier pas vers l'observation plus exacte et plus rigoureuse. Quelque parfaite que soit cette définition, je lui adresserai néanmoins les reproches suivans : 1° L'expression, « perte des sens » est inexacte. Le grand nombre d'observations de cette maladie consignées dans les auteurs, prouvent que cette affection est intermittente, qu'elle se

montre par attaque ou par accès, et que l'intervalle qui
sépare ses diverses périodes est occupé par l'exercice libre des facultés cérébrales. L'état mental revient à son
type normal jusqu'à ce qu'un nouvel accès vienne priver
temporairement le malade de l'usage de ses facultés et de
ses sens : il y a donc seulement privation plus ou moins
longue, et par conséquent suspension de l'exercice de ces
facultés. 2° Je m'élèverai contre l'expression : aptitude
dans les muscles , parce qu'on pourrait croire , dans le
sens de la phrase , que l'auteur place le siége de cette
maladie dans les muscles. Cette opinion serait tout-à-fait
erronée; on ne pourrait l'admettre sans nier, et les lois
physiologiques relatives au système nerveux , et les expériences des vivisecteurs, ainsi que les observations des
anatomo-pathologistes. Je ne m'arrêterai pas davantage
à cette discussion , parce que dans les sciences il ne faut
pas trop s'attacher aux subtilités. *Magis utilia quam
subtilia quærenda sunt.* (Sénèque).

Si j'ai bien compris la catalepsie, voici la définition
la plus exacte que l'on puisse en donner : «La catalepsie
« est une affection du cerveau , intermittente, apyréti-
« que, caractérisée par la suspension de l'entendement
« et de la sensibilité, et par l'aptitude des muscles de la
. « vie animale à recevoir et à garder tous les degrés de
« contraction qu'on leur donne.

Je dis que la catalepsie est une affection apyrétique.
Ce caractère négatif est très important à signaler ; d'a-
bord, parce qu'il est l'expression des faits; ensuite, parce
qu'il sert à la classification de la maladie. Cette idée
pourrait soulever une question qui mérite une haute attention, à savoir : l'existence ou la non-existence des fiè-

vres cataleptiques. Ma manière de voir peut facilement
se pressentir : je n'admets pas la fièvre cataleptique. Je
développerai ma pensée ultérieurement. Ce caractère est
d'une haute valeur pour marquer précisément le genre
nosologique auquel appartient la catalepsie, je veux dire
le genre des névroses.

Cette affection est essentiellement intermittente ; les
exemples nombreux cités, dans le cours de cette dissertation, le démontreront suffisamment. On sait que dans
l'intervalle des accès l'intelligence reprend toute sa force,
les instincts leur empire, et les sentimens moraux leur
majesté. L'état physiologique reparaît peu à peu ou brusquement, mais il reparaît.

L'expression aptitude des muscles, que j'ai relevée tout
à l'heure et rejetée, dans la définition de Tissot, se retrouve dans la mienne ; et cependant, il n'y a pas contradiction dans ma pensée. Au lieu de l'employer comme
cet écrivain pour indiquer un point de vue fondamental,
une partie constituante de la maladie, je ne m'en sers
que pour désigner un symptôme propre à caractériser
l'affection.

On doit aussi remarquer que je ne parle que des muscles de la vie animale, laissant à part ceux de la vie organique. Cette singulière affection a le privilége d'ab-
sorber, en quelque sorte, la vie de relation tout entière,
de partager l'homme en deux, et de l'abandonner aux
lois aveugles, mais puissantes, de l'instinct conservateur.
Les battemens du cœur, la respiration, les contractions
artérielles, les déplacemens des liquides organiques, les
mouvemens de l'intestin, etc., restent intacts, tandis que
les muscles, soumis à la volonté s'arrêtent, non pas inac-

tifs, comme on pourrait le croire, mais incapables de déplacement spontané, et subissant à la manière des corps inertes, l'impulsion des corps extérieurs. La plupart des auteurs ont parlé de la position du corps, et surtout de celle des membres, se contentant de faire mention de la contraction cataleptique de ces muscles, et se plaçant ainsi en dehors de l'observation complète des faits. Les muscles des mâchoires, des paupières, ceux de toute la face, en un mot, peuvent subir le spasme cataleptique.

OBSERVATION 1. (1)—«Une fille de 5 ans ayant été un jour vivement choquée de ce que sa sœur avait enlevé, pendant le repas, un morceau choisi dont elle avait elle-même envie, elle devint roide tout à coup. La main qu'elle avait étendue vers le plat, avec sa cuillère, demeura dans cet état; elle regardait sa sœur de travers avec des yeux d'indignation ; quoiqu'on l'appelât à haute voix et qu'on l'excitât vivement, elle n'entendait point ; elle ne remuait ni la bouche, ni les lèvres; elle marchait lorsqu'on la poussait et qu'on la conduisait avec la main; ses bras, lorsqu'on les tirait en haut, en bas ou transversalement, restaient dans la même situation, vous eussiez cru voir une statue de cire. Après l'accès, elle était roide et froide comme du marbre. Au bout d'une heure environ, elle se réchauffait peu à peu, en étendant ses bras avec de profonds soupirs ; de fréquens borborygmes faisaient résonner le bas-ventre; enfin, après une grande sueur, elle revenait à son premier état.»

Cet exemple nous prouve que la catalepsie peut surprendre l'homme au milieu de ses passions, qu'elle peut, à toute heure, dans toute occasion, en faire, pour ainsi

(1) Tissot, *OEuvres-Complètes*, publiées par Hallé, 1813, tome II, page, 17.

dire, une statue vivante, et cela avec une action si vive
et si rapide qu'il devient impuissant à dissimuler les expressions momentanées et les plus fugitives de son visage. Ainsi tous les muscles de la vie animale, sans exception, peuvent être arrêtés au milieu de leur contraction. Ceux qui sont destinés à des mouvemens de locomotion ou à des déplacemens partiels, de même que
ceux qui servent à certaines fonctions physiologiques,
telles que la mastication, la déglution, l'expression du
rire, etc., subissent également cette loi.

Les mots degrés de contraction expriment nettement
ma pensée; cependant, comme on peut leur donner une
double acception, je dois m'expliquer plus complétement.
L'expression degré s'emploie pour exprimer la force et
l'étendue de la contraction. C'est dans ce dernier sens
que je m'en sers. Supposez un muscle dans sa plus grande
extension; puis, le forçant à se contracter, ramenez-le
à sa plus grande flexion, vous lui aurez fait parcourir
toute l'étendue de sa contraction; divisez, par la pensée,
cet espace en espaces plus petits, et vous aurez une
échelle dont tous les *degrés* sont parcourus par le muscle en action. Eh bien! dans la catalepsie, les muscles
ont la propriété de parcourir toute leur échelle de contraction, et de s'arrêter à tous les degrés aussitôt qu'on
les abandonne à eux-mêmes, ce qui permet de donner
au malade toutes les positions imaginables.

CHAPITRE II.

SYMPTOMES DE LA CATALEPSIE.

§ I.

De toutes les affections qui frappent l'être humain, nulle, peut-être, autant que celle qui nous occupe, n'offre de symptômes si extraordinaires. Lorsque l'esprit envisage ce concours de signes extérieurs, qu'il les analyse avec soin, il trouve dans cette expression morbide une singularité qui le frappe et l'émerveille. Ces signes, en effet, sont tellement éloignés des symptômes pathologiques communs et vulgaires, que les hommes des âges qui nous ont précédés, les ont cru inspirés par les puissances infernales, par les charmes des sorciers, etc. De nos jours, l'esprit scientifique et philosophique a fait trop de progrès pour nous laisser croire aux farces du diable : et cependant, si nous avons pu secouer le joug des vieilles superstitions, il faut avouer que les phénomènes inattendus nous jettent dans une surprise aussi grande que celle de nos aïeux, et que la catalepsie a conservé le privilége de nous étonner par ses symptômes.

La catalepsie, comme toutes les maladies, est conslituée par un groupe de symptômes. Les uns, véritables avant-coureurs, annoncent l'accès sans y participer ; les autres constituent l'accès lui-même ; enfin, les derniers sont comme la conséquence des troubles fonctionnels précédens, et forment le degré intermédiaire entre la maladie et la santé, ils sont en quelque sorte la convalescence de l'accès. De là une subdivision facile.

SYMPTOMES PRÉCURSEURS DE L'ACCÈS.

§ II.

Quelques-uns des écrivains qui ont traité la question qui nous occupe ont prétendu que la catalepsie existait sans phénomènes précurseurs. Fréd. Hoffmann (1) et Boerhaave sont de cet avis. Quelques-uns, parmi lesquels je citerai Mangoldt, Buchananus, Jacotius, les passent sous silence, absolument comme s'ils n'existaient pas. D'autres enfin, et c'est le plus grand nombre, regardent les symptômes qui précèdent l'accès comme constans. Je me range à cette opinion, parce que les auteurs qui ont bien observé, les ont presque constamment rencontrés. Cette vérité est facile à démontrer.

Citons des faits :

OBSERVATION 2. (Sauvages, *Nosologie méthodique*, tome V, in-12). — « Au mois de juillet 1757, une fille de huit ans, qui était à l'Hôpital-Général, eut plusieurs accès de catalepsie ; lorsque je la vis, elle se plaignit de maux d'estomac, de douleurs vagues dans le bas-ventre ; elle sentait une espèce de corps qui lui remontait vers l'œsophage. Je lui ordonnai dix grains de mercure doux (proto chlorure de mercure), et elle ne

(1) Voy. Hoffmann, *De affectu cataleptico rarissimo*. Francf., 1692.

les eut pas plus tôt pris, qu'elle tomba dans un accès de catalepsie qui dura douze heures. Je fus la voir le lendemain, et je
la trouvai qui pleurait les yeux fermés. Je voulus lui relever la
paupière, mais je sentis une résistance accompagnée d'un cli-
gnottement continuel. Elle avait les mâchoires collées; ses bras
et ses jambes restaient dans la position où je les mettais, mais
ils conservaient quelque peu de mouvement et ne restaient pas
longtemps dans la posture que je leur avais fait prendre ; elle
n'avait d'ailleurs ni sentiment , ni mouvement, et ne répondait
à aucune des questions que je lui faisais. On lui donna une seconde dose de mercure doux; elle guérit, et s'est toujours bien
portée depuis.»

OBSERVATION 3. — *Histoire de Christine Wallery , femme
Clinger, entrée dans la maison de traitement par l'électricité,
de Ledru, le* 14 *avril* 1783. (1)

« Cette femme est âgée de 43 ans, ouvrière en linge. Mariée
à 22 ans, elle est devenue mère de huit enfans ; elle les a tous
nourris et a fait d'ailleurs deux nourrissons ; ses accouchemens
ont été heureux, et les suites de ses couches se sont toujours
bien passées.

« Les maladies qu'elle a éprouvées ont été la petite-vérole, la
rougeole et quelques maladies inflammatoires, et une fièvre
intermittente, qui a duré pendant dix-huit mois sans avoir eu
un caractère régulier — Il y a à peu près quatre ans qu'elle
eut, dans le courant d'une année, deux fièvres continues, qui
présentèrent quelques symptômes de malignité. — Quinze ou
dix-huit mois après ces deux maladies, elle fut prise de douleurs
à la plante des pieds, qui lui permettaient à peine de se soutenir.
Dans le même temps, l'état spasmodique des yeux avait souvent
lieu ; quelque temps après ces accidens , une fois assise, elle se
relevait avec difficulté; les jambes devenaient très roides.

Il y a deux ans qu'elle fut amenée à l'hospice St.-André,

(1) Rapport de MM. Cosnier, Maloet, Darcet, etc., sur les avantages de
l'électricité dans la catalepsie.

établi dans cette paroisse par M. Desbois-de-Rochefort, curé actuel. Sa maladie était une fièvre continue, accompagnée d'un violent mal de tête et de cécité ; le délire survenait dans le redoublement. Après un traitement convenable, la fièvre tomba entièrement, la cécité et le mal de tête persistèrent dans un degré très léger, mais d'autres accidens graves succédèrent ; elle eut de fréquens accès de catalepsie ; ils ne paraissaient provoqués par aucune cause extérieure. Quelle que fût sa position, son attitude, ses occupations, elle restait immobile, et cet état, qu'on n'observe pas communément dans la pratique, durait plusieurs heures, quelquefois plusieurs jours. Pendant deux ans que nous l'avons vue, et examinée constamment, elle a offert presque tous les accidens nerveux, développés dans la plus grande intensité ; tous commençaient par la raideur des yeux : tantôt elle éprouvait des maux de tête cruels ; fréquemment la gorge était prise de la plus violente contraction, au point qu'elle ne pouvait rien avaler. C'est dans un de ces paroxysmes, qui duraient ordinairement trois à quatre jours, qu'elle a resté une fois plus de trente jours dans un état d'immobilité parfaite, sans prendre aucune espèce d'aliment liquide ou solide, et sans qu'il y ait eu aucune sorte d'excrétion. Rarement la respiration a été gênée ; la région épigastrique a été presque toujours douloureuse, mais légèrement. Au commencement de cette maladie, dont les formes ont été aussi variées qu'inquiétantes, l'estomac a été dans une véritable convulsion ; elle parut excitée par un purgatif minoratif qui n'occasionna aucune selle et donna lieu à un vomissement qui dura six semaines ; elle rendait aussi la plus grande partie des alimens qu'elle prenait. Ce même accident s'est montré quelquefois pendant trois à quatre jours de suite. Dans le courant de cette longue affection spasmodique, ni la vessie, ni la matrice n'ont souffert ; les règles ont coulé en quantité ordinaire aux époques marquées. Depuis quelques mois cependant le flux menstruel était moins abondant, mais il faut excepter le temps de l'accès, quelque long qu'il fût, alors toutes les excrétions étaient suspendues. Les membres ont été presque toujours dans une fatigue douloureuse, principalement à la suite d'un accès, et plus il avait été long, plus la douleur était considérable. Il y a un an qu'elle fut paralytique complètement des jambes et des pieds, pendant une quinzaine de jours, sans qu'on s'aperçût d'aucune diminution des autres accidens. Lorsque les accès avaient lieu, elle perdait ordinairement la raison : ils étaient provoqués par le grand air, l'inactivité, la situation droite, et encore plus promptement, lorsqu'elle se mettait à genoux. Le temps des règles les rendait plus forts et plus longs ; elle n'avait point d'appétit, mais elle digérait bien le peu d'alimens qu'elle prenait. Il y a environ six mois, cette femme a été délivrée, en apparence, pendant plusieurs semaines, des différens symptômes auxquels elle était sujette ; mais tout ce temps a été marqué par des douleurs très cruelles dans les membres. Depuis quelque temps, la roideur s'emparait de tout son corps, et ne se dissipait que vers le matin par des agitations violentes et générales, et principalement par le frottement et le chatouillement des paupières et des yeux.

Tous les traitemens ont été tentés et suivis avec constance, aucun n'a eu d'utilité bien décidée : les saignées du pied, de gorge, les vésicatoires, les différens antispasmodiques, les émulsions, le quinquina, etc., ont été mis en usage. Comme son mari était peintre et qu'elle couchait dans la chambre où l'on mettait les ingrédiens des couleurs, elle fut soumise inutilement au traitement des peintres.

Telle était sa situation lorsqu'elle fut mise entre les mains de M. Comus, qui lui administra le traitement de l'électricité. Le succès fut marqué dès les premiers jours ; il augmenta au point de faire espérer l'entière guérison de cette malade. Il subsiste cependant encore aujourd'hui, 11 juin 1783, un léger état de tension et de roideur vers les muscles du col et du dos, mais quelle différence dans son état ; les yeux n'ont plus la même fixité, le teint qui était très plombé devient plus net, le visage et le reste du corps prennent de l'embonpoint, la parole est beaucoup plus libre ; elle entend mieux, l'appétit est très bon, son sommeil n'est plus agité, ses différens mouvemens sont développés, faciles ; elle commence à avoir beaucoup d'agilité ; l'évacuation périodique qui était peu abondante est évacuée et

est beaucoup plus copieuse que précédemment ; elle ne durait
que 24 à 36 heures, elle dure actuellement de trois à quatre
jours. Deux onces de manne l'ont purgée très doucement et co-
pieusement, sans exciter aucun vomissement, ce qui avait lieu
auparavent. Enfin elle peut être rendue aux occupations qui
exigent santé et force.

Cependant, avec toutes les personnes qui l'ont vue et suivie
pendant longtemps, nous la regardions comme perdue pour la
société.»   *Ont signé :* DESBOIS DE ROCHEFORT, etc.

Ces exemples sont très propres à démontrer l'existence des phénomènes antérieurs à l'accès et à la maladie, mais ils ne les rappellent pas tous.

Les symptômes que l'on observe alors portent sur plusieurs ordres de fonctions parmi lesquelles on compte les
fonctions cérébrales.

L'intelligence semble frappée d'un engourdissement
qui n'est, on le dirait, que le prélude de la suspension
complète de ses fonctions qui aura lieu dans l'accès. Les
malades accusent souvent un grand anéantissement d'esprit ; quelques-uns ont des rêves pénibles et un sommeil
agité. La fille observée par Laënnec présenta une loqua-
cité excessive, et en quelque sorte délirante. (Obs. 10.)
Aux sensations se rapportent l'action des sens qui deviennent obtus et paresseux, ainsi que les perceptions,
telles que des pesanteurs au front, de l'embarras dans la
tête, etc. La céphalalgie que l'on observe alors n'a pas
de lieu d'élection ; signalée à la région frontale ou temporale, elle fut observée chez un prêtre, par Forestus (1),
à la partie postérieure de la tête. Hildeschemius (2) se

(1) Livre x, page 369.
(2) Specileg. ix, page 422.

rappelait qu'un homme de naissance illustre , hypocon-
driaque depuis plusieurs années , tomba en catalepsie ,
après avoir éprouvé un mal très incommode à la partie
postérieure de la tête. Certains malades, qui paraissaient
livrés entièrement à leurs occupations ordinaires, ont
cependant perdu tout à fait la mémoire de ce qu'ils faisaient ou disaient au moment où l'accès les a pris. Il est
évident pour moi que leurs actes tout raisonnables qu'ils
paraissent , avaient lieu sans conscience et sans l'inter-
vention de la volonté, car il leur est impossible de se
rappeler ce qu'ils faisaient avant l'accès.

OBSERVATION 4. (1) — M. C***, d'un tempérament bilieux ,
mélancolique, ayant les cartes à la main pour jouer, ou le fusil
prêt à tirer à la chasse, est souvent resté immobile, dans la
même posture où l'accident de la catalepsie le surprenait. Il
avait les yeux ouverts et ne voyait rien, il ne sentait rien ; et
quand l'accident finissait dans l'espace de quelques *pater*, plus
ou moins, il ne lui restait aucun souvenir de ce qui s'était passé
pendant l'attaque, ni même en quoi était la triomphe des cartes
ou sur quel gibier il avait voulu décharger son fusil. »

Les mouvemens peuvent présenter plusieurs altérations. On a vu des malades éprouver des secousses convulsives, comme il arrive surtout lorsqu'il y a complication d'hystérie. Quelques-uns éprouvent une tension
douloureuse de certains muscles , c'est-à-dire de véritables crampes ; d'autres, un resserrement spasmodique ,
qui porte principalement sur les paupières. Tous les accès de la femme Clinger commençaient par la raideur
des yeux. (Obs. 3.)

(1) *Bibliothèque de Médecine* de Planque, tome III, page 286.

2

La respiration est quelquefois un peu ralentie et sus—
pirieuse. Le malade semble semble éprouver une gêne
dans le thorax qui lui fait faire de profondes inspirations. La circulation peut rester intacte, ou bien être vivement agitée ; ainsi, on observe quelquefois des palpitations très prononcées ; le pouls est agité et les tégumens
se colorent. Ou bien, le cœur bat avec vitesse, la peau
pâlit, le visage perd sa coloration normale, et le malade
est pris d'une syncope.

Les autres fonctions n'éprouvent pas de dérangemens
marqués : le plus souvent même la respiration et la circulation restent intactes.

La catalepsie peut se compliquer de diverses affections
et particulièrement d'hystérie. Les symptômes que l'on
observe alors appartiennent plus à l'affection ajoutée qu'à
la catalepsie ; ils constituent la première face de l'affec-
ton, c'est-à-dire ses premiers signes caractéristiques.
Ce sont : de l'oppression, des tiraillemens d'estomac, des
crampes d'intestin, le sentiment d'une constriction douloureuse à la gorge, un tournoiement indéfinissable
dans l'abdomen occasionnant, dans certains cas, la sensation d'un globe qui remonte peu à peu pour se fixer à
la gorge ; quelquefois, comme chez la fille que j'ai observée à l'hôpital de la Charité (obs. 23), une sensation de
vapeur légère et subtile, s'élevant de l'estomac le long du
thorax jusqu'au col. Je ne parlerai pas des phénomènes
d'autres affections qui compliquent la catalepsie, parce
qu'ils sont plus rares et exceptionnels.

Les symptômes précurseurs de l'accès que je viens
d'examiner présentent des variétés d'intensité, de durée,
de force, etc., relatives à la constitution, au tempéra-

ment, à l'état moral, au sexe, à l'âge, au climat, à la température, à la force physique, etc., et dépendantes, en outre, d'une foule de nuances dans l'action de ces causes elles-mêmes. Cette remarque est importante et s'applique aux symptômes de l'accès proprement dit.

SYMPTOMES DE L'ACCÈS.

§ III.

Je suivrai, dans l'exposition de ces symptômes, le même ordre que je viens de suivre dans le paragraphe précédent.

Les fonctions cérébrales sont suspendues. Intelligence, sentimens moraux, instincts, sensations, sentiment de l'existence, jugement, phénomènes de volition, etc., tout se trouve en repos. Les sens, qui reçoivent leur activité du centre nerveux, sont frappés d'impuissance. Les muscles de la vie animale, pénétrés par leur puissance motrice, mais selon des conditions de force et d'activité indéfinies, restent en suspens. L'homme, dans ce moment, est réduit à l'état des animaux les moins élevés dans l'échelle zoologique. Les oscillations des liquides se continuent dans les vaisseaux, et la vie organique jouit de toute sa force; mais tout ce qui constitue l'homme proprement dit, qui en fait un être privilégié de la création, et lui donne la suprématie du monde se trouve provisoirement anéanti. Tant que dure l'accès, la puissance morale, l'éclat du génie, les splendeurs de l'entendement, restent sans valeur pour le malade : nonseulement, il ne peut pas y atteindre et les comprendre, il est même incapable de recevoir les impressions qu'ils fournissent, et à plus forte raison, d'y participer d'une manière active, c'est-à-dire de produire des manifestations intellectuelles. Tels sont les phénomènes de l'accès complet, à sa plus haute intensité; la plupart des exemples cités dans cette dissertation s'y rapportent.

On rencontre des cas dans lesquels les symptômes cérébraux existent encore, mais moins prononcés. Cette modification a été considérée, à tort, comme résultat d'une opération mentale semblable ou analogue à celle qui a lieu dans les rêves ou le somnambulisme. Dans les songes, les opérations intellectuelles ont lieu à l'aide de facultés isolément actives, et qui sont, en quelque sorte, seules éveillées. Le rêveur opère mentalement aussi bien qu'à l'état de veille; il y a confusion de dates, de personnes, de lieux, etc., peu importe; au milieu de ce désordre, on surprend l'esprit opérant, avec un certain nombre de ses facultés, aussi complétement et avec autant d'énergie que si l'appareil cérébral tout entier agissait. Un ou plusieurs appareils de facultés entrent en action, et, comme d'autres facultés ne leur répondent pas en vertu des lois synergiques, il y a discordance, absence d'ordre et d'harmonie. Voilà pour celui qui rêve. Dans le sommeil cataleptique, les facultés cérébrales sont voilées, leur nature ne se montre qu'à demi. Le plus souvent, elles sont, je l'ai dit, suspendues; dans les exceptions qui nous occupent actuellement, leur puissance est diminuée. l'entendement affaibli peut bien recevoir les impressions, les apprécier dans le silence et l'intimité cérébrales, les sens peuvent bien lui transmettre les modifications extérieures qui les atteignent, mais il reste provisoirement sans réaction. Tel le marbre qui a reçu de l'artiste les for-

mes et les appareils de la matière vivante, ne peut les
mettre en œuvre ; de même, le cerveau reste impuissant
à élaborer et mettre en œuvre les matériaux des sensations qu'il possède ou qu'il reçoit. Le cerveau peut recevoir, il ne peut rien donner. Dans le rêveur ou le som-
nambuel, la sensation est complète ; dans le cataleptique, cette opération cérébrale ne s'élève qu'à la réception
de l'impression extérieure sans réaction et sans manifestation au dehors. La preuve en est facile ; on la trouve
dans l'observation clinique. Galien dit qu'un de ses con-
disciples ne se rappela pas d'abord ce qu'il avait entendu
pendant son accès, mais qu'il le raconta plus tard. Cependant, dans quelques cas de catalepsie incomplète, l'impression sensoriale est évidente, puisque le malade conserve quelques moyens obscurs de manifestation.

Observation 5. (1) — Une femme de 24 ans, ayant été insultée par un paysan, éprouva, depuis ce moment-là, des attaques
d'une espèce de catalepsie qui revenait périodiquement, que la
plus petite cause rappelait et qui durait une demi-heure ou une
heure. Elle perdait tout à coup le sentiment, ne voyant, ne
sentant, n'entendant quoi que ce soit, et conservant ses doigts,
ses mains, tous ses membres dans l'attitude qu'on leur donnait,
et exprimant par ses murmures, ses discours, ses gestes mêmes,
l'idée qu'elle avait dans l'esprit, et qui paraissait toujours être
celle de son ennemi. Transportée à Montpellier, elle se trouva
d'abord mieux par le seul éloignement de l'objet de sa douleur ;
elle se remit sans autre secours, à ce qu'il paraît, que la distraction. »

La loi générale, c'est la suspension complète des fa-

(1) Sauvages, *Nosolog Method.* tome ii, page 207.

cultés intellectuelles; l'exception, c'est la diminution
d'action de ces facultés, leur suspension incomplète.

Les fonctions cérébrales sensitives présentent aussi des
troubles. Tant que dure l'accès de catalepsie, l'usage des
cinq sens est aboli ou mieux suspendu. Ils deviennent
insensibles à leurs excitans naturels ; l'œil ne peut plus
apprécier les couleurs: l'oreille, les son; les nez, les odeurs;
la bouche, les saveurs ; et le tégument, les formes.
Non seulement l'action physiologique spéciale se trouve
anéantie, ils ont même perdu la sensibilité organique
générale. Une lumière approchée de l'œil de manière à
brûler les sourcils et les cils, ne peut faire l'impression
la plus légère (obs. 23). Des corps étrangers mis en
contact avec la conjonctive de manière à provoquer une
irritation mécanique assez forte, ne font pas sourciller
le malade. Des bruits éclatans et brusques trouvent l'o—
reille insensible. Des pressions à l'aide de stylets, de
sternutatoires énergiques, tels que le tabac d'Espagne,
ne semblent pas faire impression sur la muqueuse nasale.
La peau, soumise à toutes les épreuves possibles, pincée,
brûlée, tordue, piquée, etc., n'a donné aucun signe de
sensibilité. Ces phénomènes très remarquables dépen-
dent de l'altération fonctionnelle des centres nerveux.
Peu d'affections en présentent d'analogues ; on ne les
trouve presque jamais dans cette multitude d'affections
dont l'ensemble constitue la folie ; et lorsque, par hasard, on les rencontre chez quelques maniaques ou stupides, ils sont constamment isolés, c'est-à-dire qu'un petit nombre d'entre eux se montrent à la fois. La lésion
de la sensibilité est ordinairement portée au degré le plus
élevé, tel que je viens de l'indiquer : toutefois, à côté des

faits ordinaires, se rangent des exceptions que je dois
signaler. Les sens peuvent, dans certains cas, rester im-
pressionnables, 1° à leurs excitans propres, 2° aux excitans extérieurs.

OBSERVATION 6. (1) — « P. M***, fusillier à la 39ᵉ demi-brigade d'infanterie de ligne, âgé de 27 ans, d'une constitution
robuste, fut frappé de catalepsie dans le courant de pluviôse
an IX. L'accès le prit au moment où il était en faction à un des
postes de la petite ville de Strawbing, dans laquelle il y avait
une ambulance de division. Ce ne fut qu'au moment où on alla
le relever, que l'on s'aperçut de l'état de ce soldat. Un caporal
et le fusillier qui le remplaçait le trouvèrent roide, immobile et
insensible. Il fut transporté de suite à l'hôpital où l'on observa
que le malade avait les yeux ouverts et fixes ; que des irrita-
tions dirigées sur la paupière, ne leur procuraient aucun mouvement ; que la respiration et le pouls étaient à peine sensibles;
que le malade était immobile, mais que les membres gardèrent
tout le temps du paroxysme la position qu'on leur donnait. On
fit respirer de l'alcali volatil; on irrita la membrane pituitaire
avec la barbe d'une plume. Ces moyens ne produisirent d'effet sensible qu'un quart-d'heure après la continuation de leur
application. Le malade se mit sur son séant précipitamment,
et s'écria avec vivacité : *Ah! bonjour mes camarades !* Après
avoir prononcé ces paroles, M*** retomba en catalepsie, conserva la même immobilité et la même insensibilité que la première fois. Une demi-heure après, il revint à la santé par des
soupirs et des baillemens. On n'a pu savoir ce qui avait occasionné cette maladie, parce que M*** ne s'est rappelé aucune
des circonstances qui avaient précédé le paroxysme.»

Il est évident que, dans ce cas, l'impressionnabilité
subsistait. Je ferai, à l'occasion de ce malade, une re-

_____

(1) Observation recueillie par M. Henri Joseph, Voyez, *Thèses de la
Faculté de Paris*, 8 thermidor an XI.

marque qui touche à un autre point de son histoire : je
veux parler de l'analogie des phénomènes qu'il présenta
avec ceux qu'on trouve chez le cheval *immobile*. Chez
cet animal, une violence extérieure puissante, au milieu
de l'accès, le tire de son engourdissement, et provoque
une réaction spasmodique désordonnée. Il éprouve peut-
être des troubles intellectuels, mais nous ne pouvons apprécier que les symptômes des organes de relation,
c'est-à-dire les spasmes musculaires. Une excitation
forte peut, dans certains cataleptiques, produire des perturbations qui portent ordinairement sur l'intelligence ;
cela prouve que les frictions rudes, les odeurs fortes, les
coups de fouet, etc., savent encore mettre en jeu, chez
le cheval comme chez l'homme cataleptique, le reste de
sensibilité qu'ils possèdent.

A la classe des mouvemens appartiennent les phénomènes les plus extraordinaires, et je puis le dire, les plus
caractéristiques de l'affection. Ils appartiennent uniquement à la catalepsie, dont ils forment le signe pathognomonique par excellence.

Tous les muscles de la vie animale conservent tant que
dure l'accès, le degré de contraction qu'ils présentaient
au moment où l'accès a commencé. Cette contraction est
permanente ; si l'on essaie des tractions sur le muscle, il
subit, comme une cire molle, les divers changemens de
position qu'on lui imprime. L'organe ne reste pas inac-
tif, comme le fait observer le savant commentateur de
Boerhaave, il peut au contraire surmonter certaines forces. Qu'on lève le bras d'un cataleptique, assez pour
former avec le corps un angle droit, on verra ce bras
rester dans la même position autant qu'on voudra. Il est

bien entendu que la volonté de l'expérimentateur ne doit pas passer les limites du temps de l'accès. Si les muscles étaient inactifs, le membre de notre malade retomberait vers le tronc comme un corps inerte ; le tronc lui-même fléchirait jusqu'à terre, parce que les muscles de la jambe, des gouttières vertébrales, etc., ne pourraient le tenir dans la rectitude; en un mot, tous les organes maintenus dans une position quelconque par une contraction vitale musculaire, retomberaient en vertu des lois de l'attraction, jusqu'à ce qu'ils puissent trouver un point d'appui, tel que le sol, pour leur assurer un équilibre stable. Cette contraction ne s'observe que dans les muscles de la vie de relation. La position anatomique de ces muscles, leur forme, leur action, etc., importent peu ; partout où ils se trouvent la maladie va les saisir et les soumettre à sa loi. C'est à cet ordre de phénomènes que l'on doit rapporter les signes que nous offrent les yeux (Obs. VI et III). Dans le plus grand nombre des malades ils sont fixes, dirigés en avant (obs. 21); chez d'autres, ils sont tournés en haut, rarement'dans d'autres directions. Quelle est la cause qui imprime à ces organes une direction presque toujours constante ? Je l'ignore complètement. Je ne répondrai pas que c'est la construction de l'un des muscles droits ; tout le monde le sait, et d'ailleurs cela ne ferait que reculer la question.

La contraction des muscles du cataleptique se fait comme à l'état physiologique. A mesure que l'on opère le déplacement d'un organe, on voit tous les muscles qui devraient exécuter ce mouvement sous l'empire de la volonté, entrer en action : ils se tendent, durcissent, se gonflent, et leurs extrémités se rapprochent. L'observation la plus délicate ne fait rien découvrir au-delà des phénomènes ordinaires.

On peut établir que la contraction musculaire cataleptique atteint les muscles de la vie animale ; qu'elle a lieu d'une manière permanente jusqu'à la fin de l'accès ; qu'elle est soumise à toutes les règles physiologiques ordinaires, excepté toutefois l'empire de la volonté.

De même que nous avons vu les symptômes cérébraux, intellectuels et sensitifs doués d'une intensité variable, de même aussi le jeu du système musculaire, qui dérive de l'action cérébrale, présente des degrés d'intensité différente. Quelques malades, en effet, semblent se prêter aux mouvemens que l'on imprime à leurs membres ou à leur tronc : si on soulève leur bras, il semble « léger comme une plume.» (Obs. 21). Un autre, placé debout, faisait quelques pas lorsqu'on le poussait en avant. — La disposition inverse se remarque également. Les muscles sont pris d'une roideur tétanique, et offrent une résistance quelquefois considérable. Cette rigidité peut se rencontrer dans tous les muscles d'un même individu ou seulement dans quelques-uns de ces organes. Ainsi, on l'a vue isolément dans les muscles du bras, dans ceux de la jambe, etc. On raconte l'histoire de quelques malades qui se tenaient debout comme des statues, et que l'on pouvait faire cheminer à la manière des corps inertes. On penchait le tronc sur la jambe gauche pour lui faire supporter le centre de gravité, et, faisant tourner le malade sur cette jambe comme sur un pivot, on portait sa jambe droite en avant, puis, le posant sur la jambe droite, on reportait la jambe gauche en avant par un nouveau mouvement de rotation, et ainsi de suite.

(Obs. 17). On a prétendu que la facilité des mouvemens dans certains cas, que leur difficulté dans d'autres,
tenaient à la même cause. Cette assertion paraît singulière : on l'explique en disant que l'état tétanique incomplet peut régner sur tous les muscles d'un membre
ou seulement sur un ordre des muscles, par exemple sur
les fléchisseurs du bras, et l'on pense alors que les mouvemens de flexion sont rendus d'autant plus faciles que
leurs antagonistes, c'est-à-dire que les extenseurs restent
dans l'inaction. Cette opinion, vraie en apparence,
est pourtant fausse. Si la rigidité n'existe que dans les
fléchisseurs, pour suivre l'exemple pris plus haut, les
mouvemens de flexion seront faciles, et c'est ce qui a
lieu. Mais lorsqu'on voudra déterminer des mouvemens
d'extension, on aura à vaincre cette prétendue rigidité
tétanique des fléchisseurs, et c'est précisément ce qui n'a
pas lieu. On peut, avec une égale facilité, lever le bras
ou l'abaisser, le fléchir ou l'étendre, le placer en supi-
nation ou en pronation. Ces phénomènes de déplacement
s'opérant à l'aide de forces extérieures variables, sont-
elles liées à la lésion du cerveau ? A cela, nul doute. Les
phénomènes de locomotion de l'homme sont sous la dépendance du centre nerveux. Cette lésion cérébrale en-
traîne-t-elle une perturbation des organes locomoteurs
en rapport avec sa forme, son étendue, etc., peut-on
dire, par exemple, qu'une suspension complète des facultés cérébrales, intellectuelles et sensitives occasionne
une suspension complète de la puissance locomotrice ? La
liaison de ces deux ordres de phénomènes se fait-elle
dans un rapport direct ou inverse ? Les faits ne peuvent trancher la question. Dans certains cas, les facultés

mentales subsistent indécises et mal exprimées, mais
subsistent, et les symptômes musculaires jouissent de
toute leur plénitude. Dans d'autres cas, les symptômes cérébraux sont complets, tandis que les phénomènes musculaires sont moins apparens. Gorcy, médecin de la République française, avait observé trois cataleptiques. Les
membres de l'un d'eux, placés dans diverses positions,
retombaient peu à peu et lentement jusqu'à ce qu'ils eussent trouvé un point d'appui. La rigidité musculaire
cataleptique était trop faible pour soutenir le membre
immobile. La puissance morbifique semble verser spécialement son énergie tantôt sur les centres nerveux et
les fonctions cérébrales, tantôt sur les organes en relation immédiate avec le monde extérieur. Je le répète encore un coup, la modification pathologique qui entraîne
la prédominance de tel ou tel symptôme, la cause de la
prédilection de siége de cette affection sur telle ou telle
fonction, nous échappe entièrement.

J'ai dit que la contraction musculaire, comme je l'ai
indiquée, était pathognomonique dans la catalepsie. Peut-
on la confondre avec la contracture? Comme la rigidité
cataleptique, la contracture est permanente et procède
d'affections cérébrales, convulsives, névralgiques, etc.
Cependant ces deux états diffèrent totalement, car la
contracture est lente, progressive dans sa marche et in-
surmontable; les fibres, qui en sont le siége, deviennent,
à la longue, tendineuses et inextensibles; enfin, elle succède toujours à une affection cérébrale ou au rhuma-
tisme. Je ne parle pas des autres signes différentiels, je
me contente de fonder la distinction capitale sur le phénomène de contractilité lui-même.

Les muscles de la vie animale, quoique soumis à un centre d'activité unique, le cerveau, ne sont pas constamment atteints tous en même temps par la catalepsie. Tissot raconte avoir observé pendant plusieurs accès une femme cataleptique dont les yeux étaient fermés : lorsqu'il écartait les paupières, elles se refermaient bientôt après ; les membres restaient cependant dans la position dans laquelle il jugeait à propos de les mettre. — D'autres fois, la catalepsie porte spécialement sur certains organes ; le fait suivant prouve qu'elle peut exister dans les bras seulement.

OBSERVATION 7. (1) — J'ai rapporté, en parlant des effets du chagrin, l'histoire singulière d'un homme qui eut, pendant deux mois, les bras cataleptiques, mais le reste du corps ne l'était pas.

Nous venons de voir les accidens qui constituent les phénomènes les plus importans, et, je le dirai, les plus intenses de la catalepsie ; ces accidens avaient leur source dans une lésion des fonctions de relation. A côté d'eux, mais en seconde ligne, se placent les troubles des fonctions de la vie organique.

Avant de m'occuper des fonctions cérébrales, j'aurais dû parler d'un phénomène qui appartient à toutes les nuances de la vitalité et qui est inhérent à toutes les molécules vivantes, je veux parler de la calorification. Cette faculté organique peut être atteinte : elle peut être suspendue, ou mieux, diminuée, jamais exaltée. Elle n'occupe que des organes circonscrits et surtout les extré-

(1) Tissot, OEuvres complètes, page 51, tome II.

mités pelviennes. Georget croit qu'elle peut être générale. On la rencontre dans un petit nombre de cas. Cette
variation de température n'appartient pas uniquement à
la catalepsie ; elle se montre dans la plupart des névroses
et surtout dans l'hystérie; Protée aux mille formes, cette
dernière affection offre toutes les variétés de lésions de
la faculté thermogénésique. La faible valeur diagnostique de ce signe dans la catalepsie , sa rareté , le placent
dans un ordre peu élevé.

L'appropriation des matériaux nutritifs, leur assimilation à l'animal, se compose de deux temps principaux,
on pourrait presque dire de deux fonctions ; 1° la mise en
rapport de l'agent réparateur avec l'organe chargé de
l'élaboration ; 2° l'union de l'aliment avec l'organe,
c'est-à-dire la nutrition. La catalepsie est généralement
rapide ; ses accès passent et disparaissent, entraînant une
perversion de toute l'économie sans lui imprimer de modifications profondes. Or, on comprend qu'un trouble
passager, éphémère, ne puisse atteindre une faculté
permanente qui ne s'exerce que sur les infinimens petits, et surtout, qui reste en dehors du cercle d'action des
centres sensoriaux. J'ai distingué deux temps, il y avait
de l'importance à le faire. En effet, la préparation des
alimens, la mastication, leur insalivation, leur dégluti-
tion, etc., ne peuvent se faire dans l'homme sans l'influence du système nerveux. Donc, on peut établir à
priori, que ce premier temps de la nutrition n'aura pas
lieu. Ce que la théorie indique, l'expérience le justifie ;
les cataleptiques ne peuvent s'acquitter des actes prépa-
ratoires dont je viens de parler. Forestus a pourtant
vu un malade qui mangeait avec avidité (vorabat) tout

ce qu'on lui mettait dans la bouche. La fille que j'ai observée dans le service de M. Fouquier a présenté le même phénomène dans un ou deux accès seulement (obs. 23). Ces exemples sont rares et ne peuvent détruire la règle générale que j'ai établie. Du reste, ce caractère, comme tous les autres, peut être plus ou moins prononcé, et les membres chargés de ces fonctions peuvent rester tout à fait étrangers à la rigidité cataleptique.

Si nous prenons l'aliment dans l'estomac, que nous suivions sa marche dans l'intestin, puis dans les vaisseaux absorbans, puis dans le cœur droit, que nous le voyons ensuite se vivifier dans les poumons au contact des gaz de l'atmosphère, parcourir la grande circulation artérielle, déplacer les molécules usées et mortes, les éliminer, et lui, molécule vivante, se faire organe pour y suppléer, nous serons arrivés aux limites de la chimie vivante, nous aurons trouvé le terme de la fonction d'assimilation. Ce second temps de la digestion qui constitue la nutrition proprement dite, se passe sans bruit et sans éclat, en dehors de l'influence des centres nerveux encéphaliques. Cette dernière proposition ne doit inspirer aucun doute, car la nutrition se fait aussi bien dans le polype ou le plus simple infusoire, dans le chêne ou la mousse la plus obscure, que dans l'homme lui-même ; et pourtant, les plantes et les animaux que j'ai cités sont privés de système nerveux. Ce travail organique de la nutrition s'opère dans l'intimité la plus profonde des parenchymes et des tissus, et nulle modification saisissable, résultat de l'influence cataleptique, ne vient entraver sa marche.

Les fonctions de circulation peuvent être troublées , ce

qui arrive assez souvent ; elles peuvent rester calmes et
normales tant que dure l'accès. Il est bien remarquable
que cette fonction, lorsqu'elle participe symptômatique-
ment à la catalepsie, reçoive un abaissement et une dépression constante de sa force et de ses conditions dynamiques. (Obs. 9, 6.) On dirait que le cœur soit narcotisé, et
que la cause morbifique maîtrise et contienne l'élan de ses
pulsations. Si nous consultons les écrivains qui ont parlé
de la catalepsie, on voit les uns soutenir que l'exercice
de la circulation n'est jamais interrompu ; les autres,
que le trouble de cette fonction est constant. Si l'on éla-
gue de ces discussions ce qui tient au raisonnement ou
qui n'est que spéculation d'esprit ; si d'autre part on descend à l'analyse des faits, on trouve que l'une et l'autre
opinion sont trop absolues, et qu'elles ne sont, par cela,
vraies ni l'une ni l'autre. Pour l'étude des phénomènes
que fournit cette fonction, on peut la diviser, à l'exemple
des physiologistes, en circulation générale et circulation
capillaire.

On a avancé que la circulation générale avait constamment perdu de sa force. Cette opinion repose sur
plusieurs observations. La fille observée par Sauvages
présentait un pouls « naturellement si petit et si lent,
qu'il battait à peine 50 fois par minute. » (Obs. 17.)
Cet exemple était mal choisi, parce qu'avec des conditions si extraordinaires chez une fille de 20 ans, on ne
devait pas s'étonner des modifications du pouls pendant
l'accès. L'observation suivante est plus propre à démontrer cette opinion :

OBSERVATION 8. (1) — « Une fille, âgée de 9 ans, d'une forte constitution, et sujette aux affections vermineuses, tombe tout à coup, et après avoir été forcée à mener une vie très tranquille dans un état d'immobilité complète : absence du sentiment, du mouvement, suspension des facultés intellectuelles ; les yeux fixes et ouverts ; suspension totale de la vue et de l'ouïe ; état de raideur des membres qui conservent la position qu'on leur donne ; respiration peu sensible ; pouls, si petit et si faible, qu'on en sent à peine les battemens. Cet état se continue pendant trois-quarts d'heure. »

Plusieurs autres malades cités dans cette dissertation, présentèrent des phénomènes analogues. Ces faits avaient conduit à formuler le principe d'un abaissement constant de la circulation. Quelques auteurs attachèrent une telle importance à ce phénomène, qu'ils l'admirent dans leur définition. (Voy. Schilling, Mangoldt, Pinel, etc.) C'était une faute, car beaucoup de malades ont leur pouls calme et à l'état normal, et nulle modification ne vient entraver la régularité habituelle de cette fonction. Je citerai Élisabeth Delvigne (obs. 21), Jean Soladier (obs. 18), la dame de Vesoul (obs. 24), etc.

Je ne sais qu'un seul exemple dans lequel le pouls se soit montré fort et développé ; c'est celui de la fille Gourdin (obs. 26). Ce cas exceptionnel n'était point une catalepsie simple. Du reste, une exception ne peut infirmer une règle générale.

2° Circulation capillaire. La circulation des petits vaisseaux se fait d'après les lois, modifiées peut-être, de la grande circulation ; il paraît donc superflu de faire une distinction. Cependant, j'ai cru devoir la maintenir,

(1) Pinel, *Nosographie philosophique,* tome III page 70.

parce que c'est dans un lieu d'élection que se montre
le signe diagnostique qu'elle peut nous fournir. Les tégumens du visage sont ce siége de prédilection. Le coloris
des joues tient dans la symptômatologie une importance
plus grande encore que dans la physiognomie. La cause
de ce coloris est une injection, une replétion des vaisseaux capillaires du derme. La perturbation du système
circulatoire par excès de force, s'accompagne d'une
suractivité de la circulation des petits vaisseaux ; de là,
la nuance rosée des tégumens de la face. Georget, et les
partisans de la médecine dite physiologique, pensent,
comme nous le verrons plus tard, que la catalepsie est
due à une congestion sanguine vers le cerveau, ce qui
amènerait une surabondance de sang dans les parties
environnantes, et surtout à la face pour la rendre rouge
et injectée. Ces symptômes s'accordent merveilleusement avec l'opinion de Georget, qui confond la catalepsie avec l'hystérie, et dans son hypothèse, l'explication
en devient facile : malheureusement, elle ne s'accorde
pas avec les faits, ce qui me l'a fait rejeter.

La coloration prononcée de la face, sa rougeur vive ,
ne tiennent pas à la catalepsie : cette partie ne change
pas dans l'accès, elle conserve sa teinte naturelle aussi
bien que son expression physiognomique, et nul trouble
circulatoire ne vient s'ajouter aux symptômes cataleptiques. L'existence simultanée des accidens cataleptiques
et de la perversion de la circulation, a pu facilement en
imposer ; mais on n'a pas réfléchi qu'il s'agissait d'une
complication, et que, dans ce cas, on avait affaire à deux
maladies. Ces deux affections réunies sur le même individu jouissent d'une indépendance complète.

La catalepsie peut s'accompagner de troubles de la circulation, qui consistent en une diminution d'activité, et se manifestent par la faiblesse du pouls et des battemens du cœur, par le nombre moindre des pulsations, et quelquefois par la décoloration des tégumens et particulièrement de ceux de la face.

La respiration, abstraction faite de son usage spécial, n'est, en quelque sorte, qu'un appendice de la circulation. Des rapports anatomiques et fonctionnels unissent ces deux fonctions : ces rapports deviennent évidens dans les affections protopathiques de ces organes, et surtout dans leurs maladies sympathiques. Cette liaison intime ne s'efface pas pendant la catalepsie. L'influence de cette dernière affection sur les poumons est à peu près la même que sur le cœur : elle développe plutôt une atonie fonctionnelle que de l'exaltation. Comme pour le cœur, cette influence est souvent nulle et la respiration reste aussi calme que dans le sommeil le plus profond. La respiration semble peut-être moins impressionnable que le cœur, et c'est là seulement que gît la différence d'action morbide. Je pourrais tenir, relativement aux fonctions respiratoires, les mêmes raisonnemens, à peu de chose près que pour le cœur ; je les passerai sous silence, afin d'éviter les répétitions.

Les fonctions sécrétoires ne présentent pas la moindre altération. Il y a de rares exceptions.

Les fonctions de reproduction, comme les fonctions de sécrétion, restent à l'état de repos. La rapidité des accès empêche l'instinct amoureux de se développer. Cet instinct est inné dans l'homme, sa mise en œuvre tient à des influences extérieures, si non d'une manière néces-

saire, au moins selon des lois presque sûres; car on aime
par la tête avant d'aimer par le cœur. Il est vrai que,
dans certains cas, l'ardeur érotique s'enflamme et s'exalte
avec une rapidité qui n'a presque pas laissé de temps à la
réflexion : cette observation est loin de contredire et de
prouver contre mon avis ; je soutiens que, dans ce cas,
les phénomènes cérébraux ont existé avec plus d'intensité; le jugement, prompt comme l'éclair, a deviné plutôt qu'analysé, et l'entraînement du sentiment a suivi de
près. Si l'homme a les instincts de la brute, un rayon
d'intelligence vient constamment les relever et les enno-
blir. La puissance fonctionnelle se trouve anéantie par
l'influence morbifique. Le repos de cette fonction s'explique surabondamment par la sensibilité générale qui
est temporairement éteinte, par l'impressionnabilité cérébrale qui est annihilée, et par l'impuissance des stimulans, appliqués aux organes. On a vu quelquefois des
symptômes du côté des organes génitaux ; chez la femme
Clinger les règles s'arrêtaient pendant l'accès (obs. 3);
chez la fille de Paris, observée par Dionis, la maladie se
termina par l'apparition des menstrues. Ces phénomènes
constituaient de véritables crises étrangères à l'instinct
amoureux, et sur lesquelles je reviendrai plus tard.

SYMPTOMES APRÈS L'ACCÈS.

§ IV.

De même que nous avons vu l'accès commencer brusquement sans présenter de phénomènes précurseurs, de
même on le voit, dans certains cas, cesser tout à coup et

le malade être rendu à la santé sans passer par des symptômes morbides.

Les symptômes dont j'ai à dire un mot ne tiennent, à
proprement parler, plus à l'accès ; ils ne sont, en quelque sorte, que le retentissement des douleurs précédentes. L'organisme, après un effort morbide aussi violent, peut difficilement être rendu à la santé d'une manière subite ; les accidens qu'il éprouve à cette époque
forment une transition entre l'état de maladie et la disposition normale de l'individu. Les malades se plaignent
tantôt d'une certaine exaltation de chaleur à la tête, le
plus souvent d'un abattement extrême. Ils sont tristes ,
moroses ; éprouvent de la céphalalgie, de la fatigue, de
la courbature dans les membres. Ils tombent dans un
grand anéantissement moral ; leur visage exprime
l'étonnement. Les fonctions organiques sont très rarement altérées : on a cependant cité des malades qui
avaient presque complétement perdu l'appétit ; ce symptôme, du reste, ne durait que quelques heures après
l'accès.

CHAPITRE III.

DIAGNOSTIC.

§ I.

Nous venons de voir l'énumération complète des symptômes observés dans la catalepsie. J'ai suivi un ordre méthodique et artificiel dans l'exposition de ces signes. Prenant, à l'exemple des anatomistes, la maladie fibre à fibre, je l'ai démembrée pour en étudier les élémens, les étudier les uns après les autres ; c'était une œuvre d'analyse. Maintenant je vais exposer encore les symptômes de la catalepsie, mais tels qu'ils naissent pour l'observateur. Je prendrai pour point de départ l'unité morbide, et, suivant pas à pas ses diverses modifications symptomatiques, je reformerai l'ensemble, quoique prenant à part les diverses faces de l'affection.

Que l'on étudie toutes les maladies qui affligent l'humanité, que l'on parcoure avec le plus de soins possibles leur cercle immense, on n'en trouvera aucune soumise à une régularité complète. Les temps, les lieux, les individus et une multitude de causes connues ou cachées, apportent leur part d'influence dans les affections. Ces causes les corrigent chacune à leur manière, tantôt en les exaltant, tantôt en les amoindrissant : elles permettent la distinction des variétés pathologiques, mais elles effacent les similitudes individuelles. Je n'ai pas la prétention de soutenir que la pathologie n'a pas de lois générales, je dis seulement que toutes les affections prises à part dans divers individus présentent des modifications relatives aux causes que j'ai plus haut énumérées. La catalepsie subit la loi commune.

Si l'on examine attentivement les divers cas de catalepsie rapportés par les auteurs, on voit naître une division qui semble la plus naturelle. La maladie est incomplète, ou elle ne présente qu'une partie de ses symptômes, ou bien elle est unie à d'autres affections. Cette division, due à Preisinger (1), a été suivie, plus tard, par Tissot et par M. Henry, de Nancy ; je la suivrai également parce que sa supériorité me semble incontestable.

CATALEPSIE COMPLÈTE.

§ II.

Cette division comprend les affections qui constituent la catalepsie proprement dite ; celles qui restent le plus complétement dans les termes de notre définition.

Le cataleptique présente souvent les signes précurseurs dont j'ai parlé, ce sont : des maux de tête, de la pesanteur, de l'embarras dans les idées, de la faiblesse d'intelligence, un anéantissement moral, pour me servir de l'expression de Georget. Les muscles sont engourdis, les sens sont quelquefois obtus, leurs sensations vicieuses ou incomplètes : le malade ne veut pas prendre de l'exercice, il reste boudeur. Plus rarement on observe un dé-

(1) *De morbis capitis*, cap. II. art. 7

rangement du côté de l'estomac, des digestions difficiles
et lentes, de la constipation, des coliques passagères, etc.
Les fonctions organiques, abstraction faite d'une sorte de
paresse qui, du reste, domine toute l'économie, conservent, en général, leur intégrité et s'exercent régulièrement.

Le malade, entraîné dans le tourbillon des affaires,
s'en occupe comme s'il était en bonne santé. L'état apyrétique des fébricitans, dans les fièvres intermittentes
simples, nous donne une assez juste idée de ce que l'on
rencontre chez le cataleptique. On le voit, dans l'intervalle des accès, manger, boire, dormir, étudier, se pro-
mener, se livrer aux spéculations commerciales, etc.,
selon ses goûts et son humeur; puis tout à coup il s'arrête immobile, fixe comme un arbre (*instar stipitis*). Si
l'on essaie de soulever un bras, de le porter dans un sens
quelconque, on voit ce membre rester dans la position
dans laquelle on l'a placé. La même expérience répétée
de toutes les manières sur les autres membres ou sur le
tronc, conduit au même résultat : elle n'a de bornes que
la limite naturelle des mouvemens, en tant qu'exécution
et l'étendue temporelle de l'accès, en tant que durée.
Les paupières peuvent à volonté être ouvertes ou fer-
mées ; le globe oculaire ne change pas de direction. Les
muscles du visage peuvent conserver l'expression qu'ils
présentaient à l'instant de l'invasion de l'accès : c'est ce
qui arriva à la petite fille dont j'ai rapporté l'observation (obs. 1), ainsi qu'au sujet dont voici l'histoire.

OBSERVATION 9 (1).— « F. D***, fusilier à la 106ᵉ demi-brigade

(1) Henry François. — Thèse de Paris, 8 thermidor an XI

d'infanterie de ligne, âgé de 24 ans, d'un tempérament lympha-
tico-nerveux, éprouvait tous les jours des regrets d'avoir quitté
sa famille qu'il chérissait, et était, par caractère, peu fait pour
l'état militaire. Le 24 germinal an v, étant à déjeûner avec
plusieurs de ses camarades, il se prit de querelle avec l'un d'eux,
qui lui reprochait sa morosité et son air toujours inquiet; il
lui ajoutait que ce n'était que la peur qui le faisait agir ainsi.
Après plusieurs propos injurieux, ces militaires en vinrent à des
voies de fait. L'on jeta une bouteille à D***, qui l'esquiva, et
qui, pour user de représailles, en saisit une autre; mais au
même instant il resta raide et immobile : sa main soutenait la
bouteille qu'il avait déjà élevée à une certaine distance de la
table; ses yeux étaient ouverts, le regard furieux. Ses voisins
lui parlèrent, cherchèrent à l'exciter en le pinçant, le se-
couant, etc., toutes leurs tentatives furent inutiles; il ne parlait pas, n'entendait point et ne sentait rien. Ses amis effrayés,
et voyant cet état se prolonger, apportèrent le malade à l'hôpital ambulant de Hambourg, petite ville du ci-devant duché
des Deux-Ponts, où la scène avait eu lieu. Le malade mis au lit,
je fus appelé comme chirurgien de garde; je l'examinai attentivement, les yeux étaient ouverts et le regard menaçant. Étonné
de ne point le voir répondre aux questions que je lui faisais, je
m'assurai de l'état du pouls, que je trouvai à peine sensible; en
levant le bras pour l'agiter, je fus extrêmement surpris de le
voir rester dans la position que je venais de lui donner; je pris
l'autre que je mis dans une attitude plus difficile à garder, il y
resta. Ces caractères de la catalepsie, dont j'avais à peine entendu parler, me frappèrent tellement, que j'examinai avec
soin tous les symptômes qu'elle présentait chez ce malade. La
figure était assez colorée, les yeux ouverts, le regard furieux,
le doigt porté sur la cornée n'imprimait aucun mouvement à
l'œil; une irritation faite, au moyen de l'un des coins du drap,
à l'ouverture antérieure des narines, ne faisait donner au malade aucun signe de sensibilité : la bouche était entr'ouverte
comme si le malade eût voulu parler, la respiration était aisée,
et l'on apercevait facilement le mouvement des côtes; les muscles du bas-ventre étaient légèrement en convulsion; les mem-

bres étaient souples, gardaient, contre les lois de la pesanteur, la situation qu'on leur donnait et étaient insensibles à toute espèce d'irritation exercée sur leurs diverses parties. Le malade, mis debout, gardait parfaitement son équilibre, quoique on lui eût fléchi une jambe sur la cuisse. Après avoir inutilement employé quelques stimulans externes, le malade revint à lui au bout de deux heures que l'accès avait duré. D***, interrogé, dit qu'il ne se rappelait pas ce qui avait précédé l'attaque, et qu'il n'avait été occupé d'aucune idée tout le temps du paroxysme; il croyait être endormi. Il se plaignait d'avoir la tête un peu lourde, ce qu'il attribuait au vin qu'il avait bu; il nous parla du déjeûner qu'il avait fait, mais nullement de sa querelle. Comme nous sommes restés encore quelque temps dans ce cantonnement, j'ai appris que D*** n'avait éprouvé depuis aucune attaque, qu'il jouissait d'une bonne santé; mais que toujours il avait la même répugnance pour l'état militaire.»

L'immobilité cataleptique s'accompagne de la suspension complète des fonctions cérébrales. Toutes les facultés de l'âme semblent anéanties; leur pouvoir, il n'y a qu'un instant dans toute son intégrité, est momentanément annulé. A l'éclat, à la vivacité de l'imagination, à la richesse de l'entendement, à la force du jugement, à la beauté des créations intellectuelles, à la noble ardeur des passions, à leur enthousiasme, à la grandeur du génie, à la chaleur des émotions, en un mot, à toutes les merveilleuses splendeurs de l'intelligence humaine a succédé un néant éphémère mais absolu. La raison de la maladie s'est attachée aux sources les plus élevées de la vie de relation; elle a pu atteindre et paralyser ces belles fonctions qui font de l'homme un des plus magnifiques objets de la création. Les animaux d'une intelligence la plus obtuse, l'insecte le plus vil, le ver dans son trou, l'huître sur le sable des mers, sont des prodiges d'intelligence et d'instinct à côté du cataleptique. Je dois dire que même dans l'intervalle des accès, l'intelligence des cataleptiques est étroite : l'on ne connaît pas d'hommes remarquables par leur génie dans les sciences ou dans les arts qui aient été atteints de catalepsie complète. On trouve souvent ces malades affectés d'une certaine dose de démence ou d'idiotisme, disposition mentale malheureuse qui leur ferme la voie des études sérieuses, celles des hautes sciences physiques, philosophiques, sociales, etc.

Le sommeil cataleptique atteint aussi les puissances cérébrales d'un ordre en apparence moins élevé, je veux parler des instincts et des sensations. L'individu affecté de catalepsie ne s'appartient plus à lui-même, ni au monde qui l'entoure; il ne peut veiller à sa propre conservation, il ne peut ni prévoir, puisque l'intelligence fait défaut, ni agir puisque les muscles ne lui obéissent pas. Les besoins les plus impérieux ne sont rien pour lui, puisqu'il ne les éprouve pas. Les sensations sont impossibles, les sens restent complètement muets à leurs excitans naturels. La lumière ne fait plus d'impression sur l'œil, un corps approché rapidement de la pupille, une bougie qui brûle les cils, ne font pas sourciller le malade. (Obs. 9). Des odeurs fortes ou faibles, fétides ou agréables; des mets les plus variés, ne font nulle impression sur l'odorat ou le goût. L'oreille est insensible aux mélodies les plus suaves comme aux sons les plus discordans; la voix douce et flûtée du rossignol ne fait pas plus de plaisir que le cri aigre et perçant du coq. Les nuances

infinies des formes corporelles lui échappent complètement; la sensibilité tactile a disparu.

Si l'on essaie de mettre en jeu la faculté la plus importante peut-être puisqu'elle est inhérente à toute organisation animale, on obtient encore des résultats tout-à-fait
négatifs. A quelque organe que l'on s'adresse, on le
trouve dépourvu de sensibilité. Le rôle actif de l'organe,
c'est-à-dire sa fonction, la nature du stimulus qu'on applique, importent peu ; toutes les circonstances de temps,
d'intensité, de lieu, etc., sont indifférentes, le cataleptique reste aussi insensible qu'un rocher. Ainsi, la sensibilité générale, les sensations, les besoins, les instincts,
les facultés intellectuelles, les sentimens moraux ont disparu : et avec cette disparition concorde cette immobilité remarquable, qui rappelle ce vers de Virgile :
(*Enéide*, liv. 6.)

Quam si dura silex, an stet Marpesia cautes.

Dépourvu de tant d'attributs, que reste-t-il au cataleptique ? Les *actes automatiques* qui s'accomplissent *légi-
timement*, pour employer le langage d'Hoffmann. En
effet, si l'on examine le pouls, on le trouve à son état naturel ; il est ordinairement « calme comme à ceux qui '
dorment » (Obs. 17.) — La respiration ne diffère pas de
ce qu'elle est à l'état physiologique. Les sécrétions ne dénotent rien de particulier : en un mot, les fonctions organiques n'ont subi aucune altération ni dérangement. Je
citerai cependant, comme exceptionnel, le cas de la
femme Clinger. Ses règles, fort régulières du reste, se

supprimaient, ainsi que toutes les excrétions tant que durait l'accès. (Obs. 3.)

L'accès continue. Tout à coup, une inspiration un peu plus profonde survient , le malade fait un léger mouvement, son œil s'ouvre ou s'anime graduellement, la physionomie retrouve son expression , les membres leur liberté de mouvemens, l'intelligence l'exercice de ses facultés. Après quelque hésitation, quelquefois des bâillemens, quelques soupirs, le malade a repris ses sens et se trouve rendu à la santé. L'accès a cessé. Le malade reprend bientôt ses habitudes ordinaires et se livre à ses occupations aussi bien qu'avant l'accès, car l'esprit ou les organes ne conservent aucune trace de la perturbation qu'ils ont éprouvée.

Telle est la marche de l'accès simple et complet. Cependant je ferai remarquer que l'invasion de l'accès peut remonter au-delà des phénomènes que nous observons. On se rappelle que M. C*** (obs. 4.) oubliait le gibier sur lequel il avait voulu tirer ; de même que la triomphe des cartes lorsqu'il était à jouer. La fille qui fait le sujet de l'observation suivante présenta un défaut de mémoire analogue.

OBSERVATION 10. — *Observation communiquée par Laënnec, qui la tenait lui-même de M. Maisonneuve.* Voy. Henri, th. citée.

« Mademoiselle L***, âgée d'environ 25 ans, d'un tempérament lymphatico-sanguin , n'avait éprouvé dans sa jeunesse aucune affection nerveuse particulière. La susceptibilité était seulement un peu plus développée chez elle qu'elle ne l'est communément. Dans le mois de floréal an ix, elle éprouva une vive frayeur, causée par la chute d'un cabriolet dans lequel elle était montée avec deux autres personnes. Comme elle parut

craindre de remonter en voiture après cet accident, on lui
donna un cheval (elle ne s'est pas rappelée, après l'accès, d'être
montée à cheval), et, pendant une demi-heure, deux jeunes
gens qui l'accompagnaient à pied, ne trouvèrent en elle rien de
remarquable qu'une locacité excessive, à laquelle succéda un
silence absolu, ce qui leur fit croire qu'elle était endormie. Il
était alors dix heures du soir, et le chemin qui restait à faire
était de deux lieues et demie. Comme cette demoiselle n'aban-
donnait pas les rênes de son cheval, ses compagnons de voyage
n'interrompirent point son prétendu sommeil, et elle arriva au
lieu de sa demeure sans dire un seul mot, et après avoir parcouru une lieue de pavé. Ce ne fut qu'à la porte de sa maison
que les jeunes gens qui ne l'avaient pas quitté, s'étant mis en
devoir de l'aider à descendre, s'aperçurent qu'elle était immobile et sans sentiment. On la descend cependant, on la met
dans un fauteuil et l'on court chercher un chirurgien voisin ;
il était deux heures du matin quand il arriva : la malade était
assise dans la position qu'on lui avait donnée ; elle avait le visage rouge, les yeux ouverts (le chirurgien ne fit point attention à l'état du pouls). Il lui parle, elle n'entend point ; il la
touche, elle ne paraît pas le sentir ; il lui lève un bras, le bras
reste dans la position où il l'a mis. On dressa la malade debout;
on pencha le col, on leva une jambe, tout garde la position
donnée. Le chirurgien employa divers stimulans, fit frotter les
jambes dans un bain et respirer du vinaigre, nul effet. Enfin,
une barbe de plume, introduite dans les narines, ayant produit de légers mouvemens convulsifs, on insista sur ce moyen,
mais inutilement. Ce ne fut qu'au bout d'une heure et demie,
qu'ayant fait placer sous le nez de la malade un flacon d'eau de
Luce, elle sortit par degré de son assoupissement, et recouvra
peu à peu l'usage de ses sens. Lorsqu'elle commença à parler,
elle rit et plaisanta beaucoup sur la tournure d'un des assistans
qu'elle ne connaissait pas. Bientôt elle reconnut ses amis, mais
elle n'avait aucune idée de ce qui s'était passé depuis sa chute
jusqu'à l'instant de son retour à la vie. Ce retour fut suivi de
fièvre ; on appliqua des sangsues aux jambes. La fièvre ayant

cessé, on purgea la malade, qui se trouva très bien rétablie. La susceptibilité a été seulement un peu exaltée pendant quelques mois ; le moindre bruit produisait alors chez elle une émotion très vive. »

Cet exemple nous montre que pendant un assez long espace de temps avant l'invasion de l'accès proprement dit, la malade avait perdu la mémoire de ce qu'elle faisait. Comment arrive-t-il que des faits, dans lesquels le malade jouait un rôle actif, puissent lui échapper aussi complètement? A-t-il perdu la conscience de ses actes, alors qu'il paraît jouir d'une intégrité parfaite d'intelligence? Cette dernière supposition n'est pas admissible, parce que la malade se livre jusqu'à l'invasion de l'accès exclusivement, à des actes qui réclament le secours nécessaire des facultés mentales : et cependant l'expérience indique le contraire. Que se passe-t-il donc? C'est là un de ces mystères nombreux répandus dans la vie pathologique ou normale de l'homme.

L'observation suivante donne une idée assez exacte de la catalepsie simple : quoiqu'elle ne soit pas surchargée de détails, son importance ne m'en paraît pas moindre. Je la cite seule parce que les autres exemples de catalepsie compliquée peuvent aussi bien que celle-ci, abstraction faite des additions et complications, faire connaître les symptômes propres à la catalepsie.

OBSERVATION 11, *par Jean-Michel Fehr.* (1)

« Une paysanne, âgée d'environ 15 ans, et tourmentée, depuis plus de cinq ans, par des accès de catalepsie, qui sont à la

_____

(1) *Actes des curieux de la nature.*

vérité de peu de durée, mais qui reviennent plusieurs fois par
jour sans qu'il précède aucun sentiment de froid : elle s'arrête
tout à coup en marchant, comme une statue ; tous ses sens,
tant extérieurs qu'intérieurs, étant comme assoupis ; elle ne
voit point, quoique elle ait les yeux ouverts ; elle n'entend
point lorsqu'on l'appelle ; elle reste immobile dans sa place et
ne tombe point quoique chargée de pesans fardeaux, elle ne
pense pas même à s'en délivrer. Quelquefois, lorsqu'elle doit
s'approcher de la Sainte-Table, elle s'arrête tout à coup, de
manière que le prêtre est obligé de rester à l'autel et d'attendre ; mais revenant aussitôt comme d'un profond sommeil,
elle se trouve, quelques momens après, dans son premier état
de santé, sans se ressouvenir de ce qui s'est passé. Dans les intervalles des accès, elle fait assez bien toutes ses fonctions. Il n'y a
qu'une ressource pour la guérison, ce serait l'écoulement des
mois qui n'ont point encore paru. »

CATALEPSIE INCOMPLÈTE.

§ III.

Si l'on jette un coup d'œil sur l'ensemble des observations de catalepsie, on en trouve quelques unes dans lesquelles le nombre des symptômes manque ; d'autres dans
lesquelles les symptômes existent, mais modifiés. De là
une subdivision naturelle.

1° J'ai dit plus haut que la catalepsie se composait de
deux ordres de symptômes, ceux qui appartiennent à la
lésion fonctionnelle cérébrale, et ceux qui se manifestent
au dehors par le système musculaire. Ce n'est pas ici le
lieu de discuter la question de savoir si ces deux ordres
de phénomènes sont différens ou non ; je reviendrai plus
tard sur ce point de doctrine ; qu'il me suffise d'établir
que ces symptômes sont distincts.

Dans la catalepsie incomplète, l'ensemble des symptômes fournis par les fonctions cérébrales peut manquer
entièrement, l'observation clinique nous fournit la preuve
de cette proposition.

OBSERVATION 12. (1) *Catalepsie incomplète, compliquée de
manie chronique.*

« M. Arthur D***, âgé de 22 ans, est atteint de manie chronique. Ce malade compte comme aliéné dans sa famille, son
aïeul paternel, peut-être pourrait-on accuser de la même maladie un autre parent qui le touche de plus près. Son enfance
a toujours été misérable, parce que son intelligence à peine
développée, lui rendait difficiles les études proportionnées à
son âge. Devenu un peu grand, il se livra, envers ses parents,
à plusieurs excès que l'on considéra comme le fruit de sa mé-
chanceté et non de la maladie. On le fit donc enfermer dans
une maison de correction, ce qui n'eut pas le résultat qu'on attendait. Plus tard, les caractères de l'aliénation mentale furent si
prononcés, qu'on fut obligé de l'enfermer dans une maison de
santé. La cupidité des parens l'en fit bientôt sortir, ce qui per-
mit à ce malheureux jeune homme de se livrer à divers excès
de boissons, de femmes, etc.; enfin, de fuir la maison pater-
nelle pour se faire *décrotteur.*

Vers les premiers jours de juin 1839, il entrait pour la cinquième fois dans la maison de santé dont je suis médecin. Peu
après son arrivée, il fut pris d'un premier accès de catalepsie
incomplète, qui se renouvela plusieurs fois pendant son séjour
(9 mois environ), dans cet établissement.

Les divers accès n'eurent ni la même durée, ni la même intensité; ils ne s'accompagnèrent pas des mêmes circonstances;
enfin, ils revinrent à des époques tout-à-fait irrégulières.

(1) Cette observation m'est personnelle. J'ai pendant quelque temps
donné des soins à ce malade de concert avec M. le docteur Vallerand de la
Fosse et M. Jolly, membre de l'Académie royale de Médecine.

Le premier accès de catalepsie survint au milieu d'un accès de manie. On avait placé le malade sur une chaise, on l'y avait fixé pour empêcher un tournoiement fatigant auquel il se livrait sans fin. Tout à coup il saisit sa cravate, qu'il tirait de toutes ses forces, tandisque avec son autre main, il se fermait le nez, faisant ainsi tous ses efforts pour s'étrangler; on accourut et l'on s'opposa à cette tentative de suicide. Prévenu presque aussitôt, je trouve le malade la face rouge, injectée, les yeux brillans, fixes, sans expression, n'opposant aucune résistance aux infirmiers qui le tenaient: la respiration était accélérée, les ailes du nez se dilataient énormément; la peau, et surtout celle de la face était couverte de sueur. Chose singulière! au milieu de cette agitation extrême le pouls était calme, peu accéléré, et ne battait pas 70 fois par minute. Un des infirmiers le saisit par le corps pour le transporter ailleurs, je vis alors les bras et les membres inférieurs conserver exactement leur position : les jambes par exemple, formaient avec les cuisses et celles-ci avec le tronc chacun un angle droit, comme il arrive aux personnes placées sur un siège. Soulevé et soutenu en l'air, sans point d'appui sur le sol ou un corps solide, il conservait la position qu'il avait lorsqu'il était assis sur sa chaise. Cette raideur cataleptique fut de peu de durée. Après quelques minutes, le malade se mit à pleurer, reprocha à ses parens (absens) de ne pas répondre à ses questions, et fit en même temps quelques mouvemens avec ses bras; l'accès était terminé. On le mit sur ses jambes et on essaya de le faire marcher; après quelque hésitation et un peu de difficulté, il obéit. Dans ce premier accès il y avait eu une suspension complète des facultés cérébrales, ou mieux une sorte de sommeil de ses facultés, car à peine éveillé il demandait des réponses à des questions qu'il n'avait pas faites, questions du reste adressées à des personnes absentes.

Les autres accès dont je fus plusieurs fois témoin, ne s'accompagnèrent point de cet appareil de symptômes de délire.

Il s'assit un jour sur le bord d'un fauteuil élevé : quelque temps après je le trouve avec une jambe reposant sur le sol, l'autre étendue, raide, immobile, inclinée en avant, le talon éloigné de 10 à 12 centimètres du parquet. La cuisse ne s'appuyait pas sur le fauteuil. Dans cet accès, le malade resta calme et impassible. Je lui dis de poser sa jambe droite à terre, et aussitôt il la laissa tomber.

Un autre accès le surprit pendant le repas. De sa main gauche il tenait une assiette, de la droite une cuillère élevée au niveau de la bouche, quand tout-à-coup il s'arrête immobile comme une statue. Les personnes qui l'entouraient s'amusèrent de cette position et l'y laissèrent assez longtemps. On eut dit qu'il avait oublié de manger. Sur la simple observation qu'il n'avait pas encore dîné, il avala ce qui était dans sa cuillère, et continua son repas comme s'il ne l'avait pas interrompu.

Quelquefois il prenait les poses les plus bizarres et les plus difficiles et s'y tenait fort longtemps.

Ces accès revenaient à des époques irrégulières, je n'ai pas pu en savoir précisément le nombre. Ils présentèrent tous, hors le premier, ce caractère négatif, à savoir : l'exercice des facultés mentales. En effet, on pouvait, en intimant au malade l'ordre de se mouvoir, le forcer à des déplacemens partiels ou généraux, et par conséquent, rompre la chaine des phénomènes musculaires, faire cesser l'accès, et le rendre à son existence habituelle. Ce fait est très remarquable; ce que l'on raconte de la puissance de certains magiciens n'avait rien de plus merveilleux.

Le traitement fait à ce malade se composa de purgatifs drastiques souvent répétés, auxquels on ajoutait un vomitif par semaine. Ce traitement, dirigé par des charlatans, fut suivi avec une rigueur parfois extrême. »

De même que nous venons de voir les symptômes actifs, palpables, s'isoler tandis que l'intelligence concervait tout le développement dont elle était capable, la modification fonctionnelle cérébrale qui caractérise particulièrement la catalepsie, peut-elle aussi se montrer indépendante de la manifestation extérieure ? Je veux parler de la lésion de la puissance musculaire. Peut-on établir une catalepsie sans rigidité musculaire, comme

Sydenham avait établi ses *variolae sine variolis,* c'est-à-
dire, des varioles sans éruption cutanée? — La question
est embarrassante, parce que les symptômes cérébraux
purs n'ont point, par eux-mêmes, une valeur pathognomonique. Cependant si l'on passe en revue les affections
nerveuses, on trouve parmi elles des états pathologiques
vagues, qui n'ont reçu aucun nom dans la pathologie ou
qui ont été classés et dénommés d'après des idées théoriques, que l'on a rangés a côté des affections comateuses
et qui se distinguent en effet par de l'accablement et surtout par la suspension de la sensibilité et des facultés cérébrales, intellectuelles, instinctives et morales. Ces lésions
de la vitalité cérébrale, ces prétendues apoplexies nerveuses tiennent-elles à la catalepsie seulement dans l'ordre de ses symptômes cérébraux? C'est ce que l'on est
autorisé à croire. En effet, si l'on a la preuve, comme je
l'ai plus haut fournie, que les signes musculaires peuvent
exister seuls, pourquoi les signes cérébraux ne jouiraient-
ils pas du même privilége? Rien ne peut faire repousser
cette hypothèse : en effet, la concordance de la production de ces symptômes avec ou à la suite des causes ordinaires de la catalepsie, telles que les grands travaux
d'intelligence autorisent les esprits les plus logiquement
sévères à l'adopter : cependant, nulle preuve positive ne
vient confirmer cette opinion.

Dans le cas de catalepsie incomplète dont je viens de
parler, la marche de l'affection est absolument la même
que dans la catalepsie complète. La rapidité de l'invasion, les caractères de l'affection eux-mêmes ne diffèrent
en rien. Il est bien vrai que M. Arthur D*** et plusieurs
autres malades peuvent changer de position lorsqu'on

leur ordonne, et que cette obéissance est spontanée et volontaire, mais il faut se rappeler que l'intelligence reste à peu près intacte. On doit se rappeler que ce sont des exceptions : du reste, tous les malades dans lesquels on trouve cette disjonction des élémens morbides, ne peuvent pas commander à leurs muscles et obéir aux injonctions qu'on leur adresse ; bien plus, la lésion de la sensibilité, l'instinct de la conservation ne suffisent pas pour provoquer une réaction assez énergique et vaincre la résistance morbide.

L'Observation suivante appartient à la catalepsie incomplète :

OBSERVATION 13. (1) — « Le 2 avril 1817, je fus appelé à Baternay, département de la Drôme, pour une demoiselle agée de 28 ans, très maigre et d'une constitution éminemment bilieuse, d'un caractère triste et mélancolique, atteinte depuis 14 mois d'une catalepsie dont les symptômes s'acroissaient au point que la malade devenait plusieurs fois par jour immobile comme une statue. Mademoiselle Nivon (c'est le nom de la malade) restait dans la position où elle se trouvait, et tout le système de la vie animale acquérait un tel état de rigidité que si l'on poussait la malade sur un matelas par exemple, ou sur tout autre corps qui pût la préserver de contusion, semblable à un bloc de marbre, elle tombait même sans changer d'attitude.

De tout l'appareil musculaire de la vie de relation, les muscles des paupières seuls se contractaient, mais leur mouvement était lent; c'est ce que l'on remarquait en approchant le doigt du globe de l'œil, ou en touchant cet organe..

Les muscles intercostaux étaient exempts de la rigidité générale; ceux-ci, par leurs fonctions tiennent, si je puis m'exprimer ainsi, le milieu entre le système de la vie animale et celui de la vie organique.

(1) Obs. lue à la Soc. de méd. de Paris. 5 août 1817.

Les organes des sens jouissaient de toutes leurs facultés, l'œil recevait l'impression de la lumière; l'oreille percevait les sons; la langue avait la faculté d'apprécier le goût, la muqueuse nasale était très sensible à l'impression des odeurs; le tout enfin, n'était nullement altéré, seulement la main ne se pliait pas pour s'accommoder à la forme des objets, elle appréciait les corps à la manière du système cutané. Si l'on pressait la malade et qn'on la piquât avec une épingle, elle éprouvait le sentiment pénible de la douleur, et versait des larmes sans pouvoir éviter la cause qui la blessait.

L'accès passé, non-seulement elle avait conservé la mémoire de ce qu'elle avait vu, entendu, touché, senti ou goûté, mais elle en rendait le compte le plus exact.

Les fonctions digestives n'étaient nullement dérangées, l'appétit non plus; les menstrues seules paraissaient être moins abondantes. Ne sachant sur quoi baser mes vues curatives, je m'attachai à la médecine symptômatique et pensai à l'emploi du magnétisme. Le safran obtint la préférence, et fut administré conjointement avec les antispasmodiques et les calmans ; sa propriété tonique me parut d'abord agir seule et augmentait l'état d'angoisse dont les accidens s'accompagnaient. Je le fis, dès-lors, prendre avec une légère infusion de digitale pourprée. Après douze jours de ce traitement, les menstrues parurent très abondamment ; elles suivirent leur cours ordinaire.

Je cessai le safran, et me bornai à l'éther sulfurique, à la teinture de castoreum; à la tisane de feuille d'oranger, à l'eau de poulet, aux bains tièdes avec la décoction de mauve ou de graine de lin. Je passai ensuite à l'usage de la morelle et de l'opium pour centraliser la contraction musculaire ; et, dans le fait, j'y parvins momentanément. Les accès, qui, dans le principe, étaient d'une heure et demie à deux heures, diminuèrent de durée, et ce qui arrivait souvent quand on plongeait la malade dans le bain au moment de leur apparition.

Je me flattais d'un succès très prochain, lorsque tout à coup, à la suite d'une affection morale triste, le ventre se montra, pour ainsi dire, le centre de la maladie ; tous les symptômes reparurent comme dans le principe, et les moyens jusqu'alors mis en usage restèrent sans effet.

Je crus trouver, dans un chagrin qu'éprouvait la malade, la cause du retour de l'accident ; et sa mélancolie habituelle ne laissait pas que d'augmenter mes alarmes sur son état. J'obtins bientôt sa confiance, et, connaissant le motif de sa tristesse, je m'efforçai d'y porter remède autant qu'il fut en mon pouvoir ; mais la chose n'était pas facile, et mes efforts n'amenèrent pas de grands résultats. Les évacuans devinrent alors la base de mon nouveau plan de traitement, j'avais souvent remarqué, avec les bons observateurs, la sympathie qui existe entre l'abdomen et la tête ; je prescrivis le tartrite acidule de potasse en lavage à époques assez rapprochées pendant une quinzaine de jours ; j'entretins la liberté du ventre par de fréquens lavemens ; et, de concert avec la famille, je mis en œuvre tous les moyens de distraction possible.

Ce traitement, continué jusqu'au milieu du mois de mai, parut avoir allégé les symptômes ; les bras n'étaient plus aussi raides, ni le sentiment d'abattement qui succédait aussi pénible.

Je conseillai alors les eaux de sedlitz artificielles ; j'aurais desiré que la malade les eût prises sur les lieux ; elles furent composées comme il suit : Sur 20 onces (600 grammes environ), d'eau commune ; 144 grains (7 gr. 20), de sulfate de magnésie, et six fois le volume d'acide carbonique ; en augmentant ou en diminuant la dose de sulfate, je les rendais plus ou moins purgatives.

Arrivé au mois de juin, sans avoir un mieux marqué, j'aperçus de la faiblesse dans les jambes ; et, de concert avec le docteur François, que j'avais engagé à voir la malade, je fis faire des frictions vers l'origine des nerfs cruraux à l'endroit où ils sortent par les trous sacrés et le long de la région lombaire de la colonne épinière, avec de l'eau-de-vie, arrivant par gradation à l'alcool rectifié.

A compter du 9 juin, pendant huit jours consécutifs, les accès parurent à heures réglées quatre fois par jour ; je recourus au quinquina en substance à la dose de deux gros par jour.

A la septième dose, dans les accès cataleptiques, la langue était libre et pouvait articuler des sons ; la tête, et graduellement les autres parties exécutèrent des mouvemens. A la fin de juin, quoique la *périodicité des accès eût été interrompue*, tous les symptômes avaient disparu ; et au 15 juillet, mademoiselle Nivon n'éprouvait aucun ressentiment de sa maladie.»

2° *Catalepsie incomplète avec modification des symptômes.*

Les phénomènes musculaires peuvent être modifiés en plus ou en moins. Je m'explique : La contraction musculaire cataleptique suffit pour tenir les membres dans une position fixe ; elle suffit pour tenir les membres en équilibre, alors que l'attraction générale tend à les rapprocher du sol ; elle surmonte cette force et donne ainsi la juste mesure de son degré d'action et de puissance ; vienne s'ajouter une force nouvelle étrangère à cette force musculaire active, on obtient un mouvement facile et par conséquent un déplacement. Chez certains malades, au contraire, les changemens de position partiels ou généraux n'ont lieu qu'en surmontant la résistance musculaire, qui est très forte, c'est ce que j'appelle la modification en plus. (*Voy.* Observation de Jean Soladier, 18.)

La modification musculaire peut être inverse de celle que je viens de citer, c'est-à-dire qu'au lieu de présenter une augmentation de contractilité, on trouve une diminution de cette contractilité. Le malade placé dans des positions difficiles les perd plus ou moins rapidement, selon que la contractilité est plus ou moins forte. Lorsqu'on élève un bras, par exemple, on le voit s'arrêter un certain temps immobile, puis, entraîné par l'attraction générale, retomber peu à peu, jusqu'à ce qu'il ait trouvé un point d'appui. C'est ce qu'avait vu Gorcy, médecin des armées de la République. Sauvages avait fait la même remarque sur un vieillard de l'hôpital d'Alais. Dans ces observations, les membres fatigués se laissent entraîner et retombent comme des corps inertes soutenus seulement par la raideur cataleptique incomplète. Ce déplacement est ordinairement graduel et lent; dans certains cas cependant la transition est brusque et n'a lieu qu'à l'aide d'un phénomène nouveau, sorte d'intermédiaire obligé. La fille Elisabeth Delvigne (Obs. 21) ne pouvait tenir longtemps des positions trop difficiles; lorsqu'on les lui donnait, elle était prise de mouvemens convulsifs qui la faisaient retomber. Ainsi, le spasme succédait à la raideur et servait, en quelque sorte, à la délier. Ces phénomènes sont analogues à ceux qu'on observe dans le cheval *immobile*.

Cette modification se rapproche de la contractilité normale, comme la modification de la contractilité avec exagération se rapproche de la rigidité tétanique : le degré intermédiaire constitue la raideur cataleptique.

Quelle que soit l'intensité variable des symptômes musculaires, les phénomènes cérébraux peuvent ou les accompagner en suivant leur marche habituelle, ou les les laisser seuls et manquer complétement.

Les symptômes morbides qui relèvent de l'entendement peuvent être diminués, et c'est en quoi consiste leur modification. Le condisciple de Galien pouvait rendre compte de ce qui se passait autour de lui pendant l'accès; il entendait les paroles que l'on prononçait, en saisissait le sens, mais d'une manière confuse. La fille dont Sauvages nous raconte l'histoire, parla dans une attaque, à son image qu'elle voyait dans l'eau ; elle distingua une fois une persoune qui était à ses côtés et s'en souvint. (Obs. 17.)

OBSERVATION 14. (1) — *Catalepsie par amour.*

« Un jeune anglais, fort amoureux comme il arrive ordinairement à cet âge, fut tellement frappé d'un refus de mariage auquel il ne s'attendait pas, qu'il devint raide comme un tronc d'arbre, et resta toute la journée en catalepsie, κατοχοσ les yeux ouverts, conservant dans son fauteuil les mêmes positions. Il ne perdit pas un instant cette expression de visage, à tel point qu'on eût juré voir une statue plutôt qu'un homme ; ses membres étaient raides et immobiles. Lorsqu'on lu eut crié qu'il pouvait espérer d'obtenir la main de celle qu'il aimait, il revint aussitôt à lui-même, s'élança de son siége, et conserva dès lors ses facultés. Il fut ainsi débarrassé subitement de cette sorte de sommeil léthargique tenace dont il avait été victime.

L'observation de M. Arthur (12) est encore plus remarquable sous ce rapport : il suffisait d'un mot, d'un commandement, et aussitôt il reprenait l'usage de ses sens et de ses mouvemens.

A cette division de la catalepsie incomplète se rapportent ces exemples rares, il est vrai, mais bien constatés, dans lesquels la catalepsie n'atteignait qu'un certain ordre de muscles.

OBSERVATION 15. — (2) « J'ai rapporté, nous dit Tissot, en parlant des effets du chagrin, l'histoire singulière d'un homme

(1) Tulpius, *Observationum medicarum,* lib. 1.
(2) Tissot — *OEuvres complètes,* tome II, page 51.

qui eut, pendant deux mois, les bras cataleptiques, mais le reste du corps ne l'était pas.»

Hélène Régnault (Obs. 19) était à la fois hystérique et cataleptique ; à une certaine époque de sa maladie, les attaques commençaient par une faiblesse, quelquefois par une véritable syncope. Si l'on essayait de la faire sortir de cet état à l'aide d'odeurs pénétrantes et fortes, ou par des pincemens de la peau, elle devenait cataleptique *de la moitié du corps seulement.* Cette demi-catalepsie se développait spontanément dans certains cas.

CATALEPSIE COMPOSÉE OU COMPLIQUÉE.

§ IV.

Le cataleptique peut être affecté de toutes les maladies aiguës ou chroniques. M. Rostan a vu à la Salpétrière, une fille cataleptique atteinte de pneumonie dont elle mourut. M. Taupin, interne de l'hôpital des Enfans, a observé la catalepsie en même temps qu'une fièvre ty-phoïde. « Chez une fille de 14 ans, nous avons vu pendant plusieurs heures une véritable catalepsie ; ce dernier accident a été suivi de mort (1)., » Dans une lettre de Didier à Gastaldi, on trouve également deux exemples d'affections compliquées d'accidens cataleptiques. Le premier est un cas de fièvre maligne (2). Georget dit « que les phénomènes caractéristiques de là catalepsie, particulièrement la raideur convulsive partielle ou générale

(1) Recherches sur la fièvre typhoïde observée dans l'enfance, *Journal des Connaissances médico-chirurgicales*, nov. 1839.

(2) Voyez *Journal de Trévoux*, année 1711, page 331.

du système musculaire, s'observent dans plusieurs autres affections du cerveau, telles que l'*irritation* de cet organe causée par certains poisons ingérés dans l'estomac, l'*encéphalite* qui n'a point atteint sa période de suppuration (1). »

Les affections que l'on doit regarder comme complications de la catalepsie sont celles qui ont avec elle des rapports de nature et de siége, une sorte de ressemblance éloignée dans les symptômes, et, que l'on me passe cette expression, une espèce de parenté. De ce nombre sont : la mélancolie, la démence et l'idiotisme, la manie, le somnambulisme, le tétanos, l'hystérie, la fièvre intermittente.

1° *Mélancolie, catalepsis-melancolica* (2). Nicolas Pison avait également reconnu cette complication.

OBSERVATION 16. — «J'avais dîné, dit Boerhaave (3) avec un homme fort mélancolique, mais qui cependant avait été bien pendant le dîner. En voulant lui dire adieu sur le seuil de la porte, il restait immobile sans me répondre ; je criai, je le pinçai, je le poussai, tout fut inutile; cet état dura plus d'un quart d'heure, le mouvement revint, le mal finit, et les personnes présentes me dirent que cet état revenait assez souvent.»

2° *Démence et idiotisme.* Des exemples de concordance de ces affections avec la catalepsie se sont présentés plusieurs fois depuis une vingtaine d'années dans la maison de santé dont je suis médecin. On trouve dans

----

(1) Georget, *Dictionnaire de Médecine*, tome II, art. Catalepsie.

(2) Ballonius, livre II, his. 1.

(3) Boheraave, *praxis méd. ad aphor*, 1043, tome II.

les thèses de Montpellier (1) l'observation d'un jeune homme qui, avant de tomber dans un accès de catalepsie qui dura 24 heures, avait eu une fièvre maligne accompagnée d'une affection comateuse : ce jeune homme était naturellement stupide.

3° *La manie.* L'exemple de M. Arthur D*** nous sert encore ici. Ce malade avait été mis en maison de santé, non pour sa catalepsie, mais pour une manie chronique. (Obs. 12.) La dame de Vesoul, après son premier accès, se mit à parler avec volubilité de ses affaires et de son procès. Après le second accès, elle tint encore des discours sur le même sujet, et dans la chaleur de son exaltation, elle improvisait des prières à Dieu ; bientôt après elle fut prise de délire maniaque avec divagation complète : elle poussait alors des hurlemens affreux, et, pour me servir de l'expression des anciens, elle était attaquée d'une phrénésie violente. (Obs. 24.) Je rappellerai l'observation d'une demoiselle appartenant à une famille distinguée dont le nom a retenti récemment sur les bancs de la police correctionnelle en compagnie de celui d'un accusé trop amoureux, disait-on. La jeune fille avait eu, à plusieurs reprises, de fréquentes hallucinations. A peine le procès fini, elle fut prise d'accès cataleptiques qui durèrent au moins une année. On voit donc que la manie, à ses deux états aigu ou chronique, peut compliquer la catalepsie.

4° Sauvages (2) avait établi un genre de catalepsie (le sixième) qu'il avait désigné sous le nom de *catalepsie*

---

(1) Besnier. Les hydragogues conviennent-ils dans la catalepsie.

(2) *Nosologie méthodique,* tome v.

délirante. Cette épithète, empruntée à un Mémoire de
l'Académie d'Upsal (1), doit être rejetée. En effet, les
malades atteints de catalepsie sont privés de la parole et
des mouvemens, ce qui empêche de constater le délire.
Van Swieten avait déjà fait la même remarque dans son
Commentaire sur l'ouvrage de son illustre maître. —
Cependant quelques malades, au milieu d'un accès, sont
pris de divagations, d'autres se livrent à des actes raisonnables, sans jouir de la plénitude de leurs facultés intellectuelles. A ce titre, sans doute, on peut les quali-
fier de délire ; néanmoins on les range, dans l'état actuel
des idées physiologiques, parmi les phénomènes du somnambulisme. Georget partageait cette opinion à laquelle
je me range. Le délire que l'on observe alors tient non
à la catalepsie, puisque cela est impossible, mais à l'affection qui la complique, c'est-à-dire au somnambulisme. La fille que j'ai observée à la Charité était somnam-
bule. (Obs. 23.)

OBSERVATION 17, *concernant une fille cataleptique et som-
nambule en même temps, par Sauvages de la Croix* (2).

« On a différentes histoires de cataleptiques et de somnambules, mais ayant observé dans une même personne tout ce
qu'il y a de plus étonnant dans l'une et l'autre de ces maladies, j'ai cru devoir en constater la vérité et en donner un détail circonstancié.

Mlle V***, fille âgée de vingt ans, était en service dans
une maison de Montpellier en 1737 ; elle était fort pâle, et
avait toujours froid aux extrémités ; son caractère était d'être
timide et accessible à la moindre injure. Ce fut à l'occasion de

(1) *Mémoires de l'Académie d'Upsal,* année 1742, page 41.
(2) Voy. *Mémoires de l'Acad. des Sciences* pour l'année 1742, pag. 409.

quelque chagrin, que, vers le milieu de janvier de cette même
année, elle eut quelques attaques de catalepsie, qui, ayant aug-
mentées, l'obligèrent à se rendre à l'hôpital général au commencement de mars. Là, les attaques la tourmentèrent pendant
tout ce mois, revenant au commencement et plus souvent et
d'une façon plus réglée que vers la fin ; leur durée variait depuis un demi-quart d'heure jusqu'à trois à quatre heures entières. Le mois d'avril et de mai suivans, cette maladie fut
compliquée d'une autre maladie singulière, pareille à celle des
somnambules, laquelle ayant donné du relâche pendant quelques mois, a reparu presque tous les hivers depuis 1737 jusqu'à
1745, avec quelques différences que nous détaillerons dans la
suite. Quand cette fille se fut rendue à l'hôpital où elle demeura
pendant une année entière, je ne manquai pas d'y faire une
visite aux heures où ces attaques la prenaient le plus souvent :
j'observais qu'elle avait le pouls naturellement fort petit, et si
lent, qu'il battait à peine cinquante fois par minute ; son sang
était si gluant qu'il ne coulait que goutte à goutte par l'ouverture de la veine, lorsqu'on la saignait ; les purgatifs les plus
forts ne la vidaient que peu et fort tard. Cette fille était fort
degoûtée et fort triste de ce que cette incommodité l'empêchait
de servir en ville ; elle était d'ailleurs réglée pour le temps, mais
très peu par la quantité. Elle ne pressentait ses attaques que
par une chaleur au front et une pesanteur considérable à la
tête, dont elle se sentait soulagée à la fin de son sommeil cataleptique.

Dans ses attaques, 1° elle se trouvait prise tout à coup tantôt
dans son lit, tantôt montant les degrés ou faisant autre chose.
Si cela lui arrivait au lit, on ne pouvait s'en apercevoir qu'en
ce qu'elle ne répondait plus, et que sa respiration semblait
abolie, le pouls devenait plus lent et plus petit qu'auparavant ;
2° elle conservait la même attitude qu'elle avait à l'instant de
l'attaque. Si elle était debout, elle y restait ; si elle montait les
degrés, elle avait une jambe élevée pour monter, et, durant
tout le temps de la catalepsie, elle conservait cette même attitude ; 3° dans cet état, élevant un de ses bras, fléchissant sa
tête, la mettant debout sur un pied, les bras tendus, ou quelque

autre position, pourvu qu'on ait mis le corps en équilibre, elle conservait parfaitement jusqu'à la fin la dernière attitude qu'on lui avait donnée; 4° quand l'ayant mise debout sur les pieds, on venait à la pousser, elle ne marchait pas, comme Fernel le rapporte d'un cataleptique, elle glissait comme si l'on eût poussé une statue; 5° elle n'avait aucun mouvement, ni volontaire ni naturel qui fût sensible, pas même celui que l'on fait en dormant pour avaler la salive, le seul mouvement du cœur et des artères se faisait sentir, encore était-ce bien faiblement; 6° Comme c'est par les gestes et par la voix des personnes qui se plaignent qu'on peut juger si elles ont quelque douleur ou autre sensation, cette fille, qui n'avait aucun mouvement, ne donnait plus aucun signe de sentiment: les cris, les piqûres, le chatouillement à la plante des pieds, des bougies portées sous ses yeux ouverts, rien n'était capable de lui faire donner des signes de sensation; 7° Enfin, elle se tirait d'elle-même de cet état sans aucun secours, et aucun remède n'en abrégeait la durée. Les baillemens et les allongemens des bras marquaient son réveil, et alors elle n'avait aucune idée de ce qui lui était arrivé, si ce n'est que les piqûres et les situations gênantes lui causaient des douleurs et des lassitudes.

J'ai insisté sur le détail de ces premières attaques parce que les auteurs ne les décrivent pas ordinairement avec assez d'exactitude, et que d'ailleurs elles forment une catalepsie des plus complètes, soit pour la profondeur du sommeil, soit pour la flexibilité des membres, et par leur constance à garder les attitudes.

Jusqu'ici cette fille nous avait fait voir une maladie qui, quoique rare, n'est pas sans exemple; mais en voici une autre fort singulière qui s'y est jointe. Dans le mois d'avril et de mai de la même année 1737, elle eut plus de cinquante attaques d'une autre maladie, dans lesquelles on distinguait trois temps; le commencement et la fin étaient des catalepsies parfaites, telles que nous les avons vues ci-devant, et l'intervalle qui durait quelquefois un jour entier ou du matin au soir, était rempli par la maladie que les filles de la maison appelaient *l'accident vif*, donnant le nom *d'accident mort* à la catalepsie.

On va voir des phénomènes que j'aurais cru simulés si je ne

m'étais assuré de la réalité par mille épreuves; les occasions s'en présentaient souvent, et pour se convaincre de la vérité, il n'en coûtait que quelques légères douleurs à la malade, qu'elle ressentait dès qu'elle était revenue.de ces accidens. M. Lazerme, que j'avais prié de m'aider de ses conseils pour le traitement, et quantité de curieux, out été témoins de ce que je vais rapporter. Ce que je dirai d'une attaque doit s'entendre, à quelques circonstances près, de toutes les autres.

Le 5 avril 1737, visitant l'hôpital, à dix heures du matin, je trouvai la malade au lit ; la faiblesse et le mal de tête l'y retenaient ; l'attaque de catalepsie venait de la prendre, et la quitta en cinq à six minutes, ce que l'on connut parce qu'elle bâilla, se leva sur son séant, et se disposa à la scène suivante, que les filles de ce quartier avaient déjà observée plusieurs fois. Elle se mit à parler avec une vivacité et un esprit qu'on ne lui voyait jamais hors cet état, elle changeait quelquefois de propos, et semblait parler à plusieurs de ses amies qui s'assemblaient autour de son lit, ce qu'elle disait avait quelque suite avec ce qu'elle avait dit dans son attaque du jour précédent, où, ayant rapporté mot pour mot une instruction en forme de cathéchisme qu'elle avait entendue la veille, elle en fit des applications morales et religieuses à des personnes de la maison qu'elle avait soin de désigner sous des noms inventés, accompagnant le tout de gestes et de mouvemens des yeux qu'elle avait ouverts, enfin avec toutes les circonstances des actions faites dans la veille, et cependant elle était fort endormie.

En premier lieu, comme cette fille avait les yeux ouverts, je crus que la feinte, s'il y en avait, ne pourrait tenir contre un coup de la main appliquée brusquement au visage ; mais cette expérience réitérée ne lui fit pas faire la moindre grimace, et elle n'interrompit point le fil de son discours. Je cherchai un autre expédient, ce fut de porter rapidement le doigt contre l'œil, et d'en approcher une bougie allumée, assez près pour brûler les cils des paupières, mais elle ne clignota seulement point.

En second lieu, une personne cachée, poussa tout haut un grand cri vers l'oreille de cette fille, et fit du bruit avec une

5

pierre portée contre le chevet de son lit; cette fille en tout autre temps aurait tremblé de frayeur, mais alors cela ne pro-
duisit rien.

En troisième lieu, je mis dans ses yeux et dans sa bouche de
l'eau-de vie, de l'esprit de sel ammoniac; j'appliquai sur la cornée même, la barbe d'une plume, ensuite le bout du doigt,
mais sans succès; le tabac d'Espagne soufflé dans le nez, les piqûres d'épingles, les contorsions des doigts, faisaient sur elle
le même effet que sur une machine, elle ne donnait jamais la
moindre marque de sentiment.

Pendant ces entrefaites, comme elle parlait d'un ton plus
animé et plus gai, on nous annonça que la scène se terminerait
bientôt par des chansons et des sauts comme c'était son usage.
En effet, peu de temps après, elle chanta, fit des éclats de rire
et des efforts pour se tirer du lit, ce qu'elle fit en sautant et
poussant des cris de joie. Je m'attendais à la voir heurter contre les lits voisins, mais elle enfila sa ruelle et tourna à propos,
évitant les chaises, les cabinets, et, ayant fait un tour dans la
salle, elle enfila de nouveau sa ruelle sans tâtonner, se mit au
lit, se couvrit, et peu de temps après elle fut cataleptique. Dans
moins d'un quart d'heure que la catalepsie dura, cette fille
revint comme d'un profond sommeil, et, connaissant à l'air
des assistans qu'elle avait eu ses accidens, elle fut extrêmement
confuse et pleura le reste de la journée, ne sachant, d'ailleurs,
rien de ce qu'elle avait fait en cet état.

Vers la fin de mai de la même année, tous ces accidens disparurent, et il n'y avait guère d'apparence que les remèdes
eussent produit cet effet. Elle avait été saignée une fois du
bras, plusieurs fois du pied et sept fois du col; elle avait été purgée cinq ou six fois avant ou après des bouillons apéritifs, ensuite elle avait pris un opiat stomachique, dans lequel entrait
le quinquina, le cinabre, la poudre de guttète; quand le temps
fut plus doux, elle prit une vingtaine de bains domestiques plutôt froids que tièdes. Enfin, nous recommandâmes l'usage des
remèdes martiaux, et, dès ce temps là, jusqu'au 10 février 1745,
je la perdis de vue, la croyant guérie; cependant elle ne l'est
point : elle a chaque hiver de nouvelles attaques de cet acci-

dent vif, avec cette différence que la catalepsie ne les précède pas toujours, et que la privation de sentiment n'est pas si parfaite ; car un jour dans son attaque on la trouva qui parlait à son image qu'elle voyait dans l'eau ; et aux dernières fêtes de Noël, durant une attaque, elle distinguait confusément une personne à ses côtés ; elle s'en souvient même, et dit que le long usage du Mars a produit ce changement.

5° *Tétanos.* Nous avons vu, en parlant de la catalepsie incomplète, combien le tétanos se rapproche de la catalepsie. Si l'on fait abstraction des phénomènes intellectuels, on voit qu'une simple nuance, dans certains cas, les sépare, et que la modification musculaire est presque identique, à l'intensité près. On peut donc établir, *à priori*, que ces deux états se rencontrent sur le même sujet, et que le tétanos viendra compliquer la catalepsie. L'expérience sanctionne, en effet, les prévisions du raisonnement. L'exemple le plus remarquable de cette complication est sans contredit celui de Jean Soladier.

OBSERVATION 18. (1) — « Jean Soladier, âgé d'environ 40 ans, habitant de la ville d'Agen, et depuis peu, soldat du régiment de Poitou, compagnie de M. de la Roquette, capitaine à la citadelle de Montpellier, après avoir été fatigué d'un long voyage, et chagrin d'abandonner sa famille, fut porté sur un brancard à l'hôpital, le soir du troisième de ce mois ; il était sans sentiment et sans mouvement, ouvrant cependant les yeux et regardant les assistans ; et, lorsqu'on le pinçait, il ne répondait rien ; son pouls était naturel et sa respiration libre. Je jugeai d'abord qu'il était carotique ; je me contentai d'ordonner, pour le soir, une potion cordiale. Le lendemain matin, le trouvant à peu près dans le même état, je lui levai les deux bras sans aucune résistance, et je fus agréablement surpris de les **voir**

(1) *Bibliothèque médicale* de Planque.

rester dans le même état où je les mettais et d'où je les ôtais avec tant de facilité, en présence de M. Gibert, docteur en médecine de notre université, qui essaya, comme moi, de lever tous les membres. Je n'eus pas la même facilité à mouvoir les jambes et les cuisses du malade, que nous trouvâmes recourbées; il fallut toutes nos forces pour pouvoir les étendre. La mâchoire inférieure était dans une convulsion si forte, qu'à peine trouvait-on un moment pour lui faire avaler un bouillon, de manière que le malade resta vingt-quatre heures sans rien prendre. »

On conçoit très bien que le tétanos et la catalepsie ne peuvent exister simultanément dans un même membre, puisque la présence de l'une de ces deux affections est un motif d'exclusion de l'autre ; mais le tétanos peut exister dans un même organe, en alternant avec la catalepsie. Le cas le plus remarquable est celui de J. Soladier, dont je viens de rapporter l'histoire ; ce malade présenta simultanément les deux affections. Il est bien évident qu'il y avait chez lui plus que le tétanos, car il était privé de sentiment et de mouvement, ce que l'on ne rencontre pas dans les sujets tétaniques. Ceux-ci, en effet, conservent leur intelligence intacte, et ne perdent jamais la conscience de leur position et de leurs souffrances, quoiqu'ils soient privés des secours de la mimique pour les manifester.

6° *Hystérie*. Cette complication est la plus fréquente de toutes. L'une des deux observations de M. Didier (1) a pour sujet une malade atteinte à la fois de catalepsie et d'une maladie convulsive. La fille de la Charité (obs. 23) a présenté à plusieurs reprises des accès hystériques très

(1) *Journal de Trévoux.* 1711, page 331.

prononcés. Les malades soumises à l'observation de Pe-
telin de Lyon, étaient, le plus grand nombre, hystériques
(4 sur 7). M. Roche (1) a vu une seule cataleptique qui était
en même temps hystérique. Quelques auteurs ont pensé
que, non seulement l'hystérie était une complication de
la catalepsie, mais que ces deux affections ne formaient
qu'une seule et même maladie ayant deux manières d'ê-
tre, deux formes symptômatiques. Georget (2) partageait
cette opinion, et s'autorisait du témoignage de Lieutaud
qui avait eu cette idée avant lui.

OBSERVATION 19. — *L'histoire de cette maladie a été recueillie*
par De Lamettrie, qui l'a appelée Catalepsie hystérique.

« Hélène Renault, de Saint-Mâlo, âgée de 19 ans, fut atteinte d'une affection hystérique causée par la suppression des
règles. Après dix ou douze accès qui ne furent qu'hystériques,
elle tomba dans une véritable et parfaite catalepsie, symptônes
de vapeurs, métamorphoses nouvelles dont aucun auteur, que
je sache, n'a fait mention. Les doigts, les phalanges des doigts,
le poignet, l'avant-bras, le bras, les yeux, la tête, tout restait
immobile dans la situation où l'on s'avisait de les mettre ; en
un mot, ce spectacle était si effrayant que la mère de la malade fut prise d'un accès hystérique, la première fois qu'elle vit
sa fille en cet état. Outre ces accidens communs aux cataplecti-
ques, l'odorat de celle-ci avait un sentiment exquis, quelque
odeur spiritueuse un peu forte qu'on approchât de sa narine
droite, elle se jetait du côté gauche ; si on l'approchait de l'autre narine, elle se retournait avec force du côté droit ; si l'on

(1) *Élemens de pathologie*, art. catalepsie.

(2) « Nous pensons que la catalepsie et l'hystérie ont le même siège, sont
produites par le même genre de causes et nécessitent le même ordre de traitement, que les différences qu'elles présentent ne sont que dans leurs formes.»
Georget, *Dictionnaire de Médecine.*

ôtait la main avec laquelle elle tenait fortement son nez, elle y
portait l'autre main avec une vitesse incroyable ; si l'on ôtait encore celle-ci, la première qui était restée suspendue ne semblait
l'être que pour défendre plus promptement cet organe, ennemi
déclaré de toutes sortes d'odeurs fortes, et principalement de
l'esprit volatil de sel ammoniac qu'elle sentait à plus de dix
pieds de distance de son lit. Lorsqu'on l'approchait d'elle un
peu plus près, elle se couvrait le visage de son drap, ou se
couchait sous la couverture par je ne sais quel instinct ou per-
ception qui la servait sans le consentement de sa volonté ; on
n'avait même qu'à prononcer le nom de cet esprit, la voilà sur
ses gardes comme ces fous que certains mots mettent sur leur
folie. Enfin, si l'on était armé d'une plume trempée dans cet
esprit pour violenter son nez et la faire ainsi revenir, elle poussait
des cris affreux sans les entendre ; il lui prenait des convulsions
violentes, des transports de colère et de rage, trois personnes
ne pouvaient alors la tenir, elle qui, avant l'accès, avait à peine
la force de parler. Ce qui prouve évidemment que quoique les
esprits volatils dissipent pour l'ordinaire la catalepsie présente,
ils sont toujours nuisibles dans la maladie des nerfs par la
grande révolution qu'ils causent, et par conséquent, lorsqu'un
médecin aura à traiter une catalepsie hystérique comme celle-
ci, il ne doit point se servir d'esprits aussi violens pour dissiper
le paroxysme actuel. J'ai remarqué que la fumée d'une carte
allumée faisait le même effet sans aucun danger.

Notre malade eut, pendant l'espace de deux mois, plus de
20 accès de cette catalepsie, que j'appelle *hystérique* parce que
en effet elle succédait toujours à l'affection histérique : à mesure que son oppression diminuait, ses yeux paraissaient plus
fixes, et en même temps qu'elle cessait il lui prenait ordinairement un petit vertige ténébreux qui la faisait demeurer et
tomber sur son oreiller. Quelquefois, cependant, sa catalepsie
était accompagnée de suffocation utérine, à laquelle on voyait
succéder souvent de violentes convulsions et un délire bien plus
spirituel que l'état sain. Il arrivait aussi de temps en temps qu'elle
rêvait durant ses accès de catalepsie ; il était alors assez plaisant
de voir cette jeune fille assise dans son lit, le tronc immobile, la

tête penchée, les yeux tournés de tous les côtés qu'on s'avisait de les tourner, les bras fléchis et suspendus, sourire agréablement avant que de parler, comme une statue à ressorts susceptible de toutes sortes de mouvemens. Après chaque accès, elle jouissait d'une apyrexie semblable à celle des fièvres intermittentes, et se portait si bien qu'elle se flattait toujours de ne plus retomber ; cependant la moindre frayeur, une mauvaise nouvelle, le plus petit sujet de mélancolie ou de colère, la moindre odeur puante ou hystérique, telle que celle du castoréum et de la rue, réveillaient ce genre de mal et même en accéléraient le paroxysme.

Après tous ces accès de catalepsie hystérique la malade eut, pendant près de deux mois (juin et juillet), un heureux intervalle que le lait de chèvre, l'air de la campagne et principalement l'exercice lui procurèrent. Mais elle fut à peine de retour en ville que la catalepsie reparut sans être, comme auparavant, précédée de l'affection hystérique, mais avec d'autres singularités remarquables. Elle commençait toujours à tomber en faiblesse, et quelquefois en syncope. Lorsque, dans cet état, on s'avisait de la piquer pour la faire revenir, ou de lui faire sentir quelque odeur puante, elle devenait cataleptique, mais pour l'ordinaire de la moitié du corps seulement. On l'a vue ainsi tomber d'elle-même dans cette demi-catalepsie qui était plus ou moins parfaite. Enfin, ce mal qui change de face comme un Protée, prit une nouvelle face bien plus dangereuse que la précédente, je parle de l'apoplexie. Le premier accès dura trois jours entiers avec des convulsions si violentes de la mâchoire inférieure, qu'on ne voyait point les dents de cette mâchoire et que par conséquent on ne pouvait rien lui faire avaler, et n'a eu depuis le mois d'août que deux légères attaques de cette apoplexie cataleptique. »

Les actes hystériques se combinent avec les accès cataleptiques de deux manières. Ou bien l'attaque générale débute par des mouvemens convulsifs qui sont remplacés immédiatement par une immobilité absolue, ou bien la

rigidité cataleptique se montre la première pour faire
place aux accidens hystériques. On a prétendu que les
accès pouvaient se montrer successivement, soit en suivant un ordre régulier, et en alternant, soit en surve-
nant à des époques variées. Ainsi, un accès de catalepsie
par exemple, aurait lieu la première fois après le cinquième accès hystérique, la seconde fois après le dou-
zième ou le quinzième. Les auteurs de cette proposition
n'ont pas cité d'exemple, ils en parlent comme d'un fait
constaté. Cependant, parmi les observations connues de
catalepsie, nulle ne vient appuyer ces idées qui me semblent dériver de conceptions théoriques. Je crois qu'on
peut, jusqu'à démonstration plus ample et plus péremp-
toire, rester dans le doute.

7° *Fièvres intermittentes.* La femme Clinger (obs. 3)
avait eu une fièvre intermittente qui avait duré dix-huit
mois, et depuis elle avait éprouvé d'autres accidens fébriles. Une fille de Carcassonne, citée par Dionis, s'était
trouvée dans le même cas. Dodonaeus a vu un accès de
catalepsie se déclarer pendant un accès de fièvre intermittente.

OBSERVATION 20 (1).—« Il y a environ vingt ans que j'eus un
malade attaqué d'une fièvre intermittente, qui tomba au quatrième et au cinquième accès dans une catalepsie qui dura
chaque fois 12 heures. Il était dans son lit dans la même position où l'accident l'avait trouvé ; il avait les yeux ouverts, le
pouls assez bon, la respiration libre ; mais il n'avait ni sentiment, ni mouvement, ni connaissance. Il fut guéri de cette
catalepsie par le quinquina qui lui emporta aussi les accès. »

Boerhaave croyait à l'existence de cette complication,

(1) Dionis. *Diss. sur la catalepsie*, p. 107. — Ann. 1718.

mais il la regardait comme cause, et, selon lui, la catalepsie, comme la fièvre intermittente, pouvaient pro-
venir de la débilité et d'une certaine disposition des humeurs. L'opinion de Boerhaave est inadmissible sous le
rapport étiologique, parce que la catalepsie ne se lie à
aucune disposition des humeurs ; cependant elle est vraie
si on considère ce fait de complication sous le point de
vue d'unité de cause, ou mieux de siége. En effet, j'ai
établi ailleurs (1) que la fièvre intermittente n'était autre
chose qu'une névrose, et la catalepsie appartient essentiellement elle-même à ce genre de maladie ; il n'est
donc pas étonnant de rencontrer simultanément ces
deux affections chez le même individu.

La catalepsie compliquée n'offre comme catalepsie
aucun autre phénomène que la catalepsie simple ; il serait donc superflu d'essayer une description nouvelle,
qu'il aurait fallu, du reste, répéter après chaque complication, ce qui eût entraîné beaucoup de longueurs et de
répétitions inutiles et fastidieuses.

---

(1) Voy. Bourdin, « déterminer si l'engorgement de la rate est cause en
effet des accidens pathologiques dans la fièvre intermittente. »—*Thèses de
la Faculté de Paris*, déc. 1838.

CHAPITRE IV.

MARCHE DE LA CATALEPSIE.

La catalepsie est essentiellement intermittente. Sarlandière a, dit-on, observé une catalepsie continue, qui a duré six mois environ. Je n'ai pu me procurer cette observation. Quoiqu'il en soit, on doit poser en principe général, que la catalepsie complète est constamment intermittente. On a rarement observé une certaine régularité dans cette intermittence ; cependant la fille Delvigne nous en offre un exemple.

OBSERVATION 21 (1). — « Élisabeth Delvigne, âgée de 25 ans, attaquée le 26 mai 1709.

» Cette fille est très délicate, assez agréable de visage mais un peu contrefaite dans sa taille, ayant une épaule plus élevée que l'autre. Elle a toujours vécu d'une manière fort réglée, elle n'a jamais songé à se marier.

Dans le mois de novembre 1808, ses ordinaires se supprimèrent, de sorte que par la suite, n'étant plus réglée, sa santé commença à se déranger. Il lui survint une douleur de tête qui augmenta dans la grande gelée de janvier 1709.

La douleur de tête continua jusqu'à la semaine de devant la Pentecôte, qu'elle fut attaquée d'un mal de gorge et d'une

(1) Dionis. *Dissertations sur la catalepsie*, 1718, page 45.

fluxion de poitrine qui furent cause qu'on la saigna deux fois du bras et une fois du pied, et qu'on lui donna de l'émétique. Le mercredi, étant menacée d'un transport au cerveau, elle fut saignée de la jugulaire, après quoi elle s'évanouit. Après être revenue, elle eut des rêveries extraordinaires; elle crut être poursuivie par des voleurs, des bêtes féroces, etc. Le délire continua jusqu'au dimanche, jour où elle eut un accès de catalepsie pour la première fois.

Les cinq premiers accès passèrent inaperçus parce qu'on la croyait endormie. Dans le sixième accès, on la vit les yeux ouverts, sans mouvement ni sentiment; on la crut morte. Elle sortit de cet état à cinq heures du soir.

Le lendemain on fut plus attentif. Quelques minutes avant une heure après midi elle se frotta le front avec sa main, et peu de temps après elle tomba dans l'accès qui dura jusqu'à cinq heures. Un moment avant qu'il finit, elle passa plusieurs fois sa main sur son front, ce qu'elle faisait dans tous les accès, de sorte que quand elle portait sa main à son front, c'étaient les signaux du commencement et de la fin de chaque accès.

Quand elle fut hors de l'accès, on lui demanda pourquoi elle se touchait le front pour le frotter dans le temps que l'accès approchait, elle répondit qu'il lui semblait qu'il lui passait une rivière dans la tête, et qu'elle y entendait un bruissement qui l'obligeait d'y porter la main. On l'interrogea si elle sentait quelque chose qui l'obligeât de faire le même mouvement à la fin de chaque accès; elle ne put pas donner aucune raison, disant qu'elle ne se souvenait point de tout ce qui se passait dans ce temps là.

Tous les jours l'accès commençait à une heure et finissait à cinq. Lorsqu'elle y était, elle avait les yeux fixes, les paupières ouvertes et immobiles, elle ne faisait aucun mouvement que ceux qu'on lui faisait faire; toutes les parties de son corps étaient insensibles, on la pinçait, on lui fourrait des épingles et des aiguilles dans les bras et les jambes, sans qu'elle donnât aucun signe de douleur; il n'y avait que le pouls qui, en continuant ses battemens ordinaires, faisait voir qu'elle n'était pas morte. Si on lui ployait un doigt ou plusieurs, ils restaient dans l'état où on les mettait; si on les tendait, c'était la même chose. Mais ce qui a été le plus grand sujet d'admiration et d'étonnement, c'est la légèreté que l'on trouvait dans toutes les parties de son corps lorsqu'on la soulevait; en lui élevant un bras il paraissait léger comme une plume, et il demeurait dans la situation où on l'avait mis. Si on soulevait l'autre, il y demeurait aussi; quand on la levait à son séant, elle y demeurait; quand on ne la levait qu'à demi, elle y demeurait aussi; enfin on la remuait avec une facilité et une légèreté incroyables. On la leva, elle resta debout; on lui souleva un pied, elle resta droite sur l'autre; on la pencha de tous côtés, elle resta toujours dans la figure où on la mettait.

Il est vrai que quand on la mettait dans des situations extrêmement contraintes, elle n'y demeurait pas autant de temps que dans celles qui étaient plus naturelles; il lui prenait pour lors des mouvemens convulsifs qui la faisaient retomber.

Dans la crise de l'accès elle avait les dents tellement serrées qu'on ne pouvait pas les ouvrir; lorsqu'elle en était sortie, on avait de la peine à lui faire prendre de la nourriture, et quelque légère que fût cette nourriture, elle avalait avec difficulté.

Elle était de trois à quatre jours sans uriner, et on a même été obligé de la sonder.

A la fin de l'accès, elle faisait des signes de piété, tantôt elle portait le bord de son drap à son menton comme si elle eût reçu la sainte Communion, tantôt elle faisait un cercle sur sa tête, comme si on eût dû la couronner, ce qui faisait dire au peuple qu'elle était une sainte, qu'elle était en extase, et que tout ce qui se passait ne pouvait se faire sans miracle. Les accès de catalepsie qu'avait cette fille finissaient quelquefois par un tétanos.

Cette fille fut conduite, par ordre du lieutenant de police, dans la maison des religieuses Hospitalières.

Elle eut encore deux accès après vingt-huit qu'elle avait eu précédemment. Ce fut dans la maison des filles religieuses qu'eurent lieu les deux accès qui s'accompagnèrent d'une foule d'autres accès incomplets, également remarquables.

Plusieurs des plus célèbres médecins de la faculté, consul-

tèrent ensemble sur cette maladie, qui, voyant qu'elle venait
d'une abondance de sang par une suppression des ordinaires
pendant huit mois, convinrent de la nécessité qu'il y avait de
la saigner. Après mûre délibération l'ouverture de l'artère temporale fut résolue. Mais par des circonstances indépendantes
des médecins, on ne put la pratiquer.

Il faut remarquer que quelques jours avant qu'elle sortit de
la maison de sa mère elle avait eu un saignement de nez abondant, et que c'est apparemment ce qui détermina pour la saignée de la tempe.

Quelques médecins, persuadés qu'il y avait dans la tête des
humeurs qui offusquaient les nerfs, les privaient de leur action,
proposèrent le trépan comme un moyen de procurer une issue
aux sérosités qui causaient cette maladie : en effet, supposez
que ces sérosités eussent été entre le crâne et la dure-mère,
elles auraient pu être évacuées par le trou qu'on aurait fait au
crâne ; mais comme elles étaient répandues dans la substance
du cerveau et qu'elles abreuvaient les origines des nerfs, cette
opération n'aurait été d'aucune utilité, et la nature sage et in-
dustrieuse pour sa conservation s'en est débarrassée elle-
même, sans aucun secours humain, comme nous le verrons
par la suite.

Conduite aux Hospitalières de la place royale, l'accès de catalepsie la prit à l'heure ordinaire, et il fut accompagné des
mêmes circonstances.

Le soir, ses ordinaires qui étaient supprimées depuis huit mois,
lui survinrent en si grande abondance, que son matelas en fut
percé. Elle vomit aussi beaucoup de sang, ce qui fait voir
qu'elle en regorgeait, puisqu'après ces évacuations elle n'en
était pas plus faible.

Le lendemain, l'accès revint à la même heure, mais il ne
dura que cinq heures, qui était la moitié du temps qu'il avait
accoutumé de durer. Ce qu'on peut attribuer aux évacuations
du jour précédent.

Cet accès fut le dernier qu'elle eut, et depuis elle n'a eu que quelques légers ressentimens.

Ses ordinaires, après avoir duré deux jours, s'arrêtèrent, mais elles recommencèrent trois jours après et durèrent quatre jours. Deux jours après la cessation de ses ordinaires, il lui survint un débordement de sérosité par la bouche, par le nez et par les yeux qui dura pendant trois jours sans discontinuer; car la nuit, en dormant, il ne cessait pas de couler, et son drap et son traversin en étaient tout mouillés.

Six jours après cet écoulement de sérosité du cerveau, elle eut un grand dévoiement qui dura huit jours, pendant lequel temps il se fit des évacuations continuelles et copieuses qui la guérirent d'une tension et d'un gonflement qu'elle avait au ventre.

Après le troisième jour de son entrée, cette malade fut placée dans une chambre particulière pendant trois mois. Cette malade a été observée par plusieurs Académiciens, par un ministre, par M. Dargenson, préfet de police, etc., etc. »

Les accès suivent ordinairement une marche irrégulière, se montrent à toutes les heures du jour, à tous les temps de l'année, sans relation évidente avec les phénomènes météorologiques, avec la température, avec la présence dans l'atmosphère de vapeurs, de pluies, d'électricité, en plus ou moins grande quantité. Je parle des accès de catalepsie complète.

Si nous prenons la catalepsie incomplète, et surtout celle qui est compliquée d'autres affections, nous trouvons des changemens dans la marche de cette maladie. Le retour des accès se lie à des phénomènes plus appréciables; et la relation entre la cause et les symptômes est plus étroite et plus évidente. Il suffisait à la femme

dont j'ai rapporté l'histoire (obs. 5) de se rappeler le
nom de la personne qui l'avait insultée, et aussitôt l'accès cataleptique apparaissait : l'effet était certain. On ne
peut disconvenir que cette relation était bien surprenante, puisque la pensée seule pouvait amener des résultats physiques aussi prononcés. La puissance de la volonté n'était cependant pas telle que chez les extatiques,
car notre malade se trouvait involontairement prise de
son accès. — De la Mettrie, dans l'histoire d'Hélène
Renault, nous raconte que les émotions trop vives, les
mauvaises nouvelles, le moindre sujet de mélancolie,
qu'une odeur trop pénétrante, etc., suffisaient pour ramener les accès (obs. 19). Je pourrais citer plusieurs autres exemples analogues. Cette dépendance des causes
qui sont elles-mêmes essentiellement irrégulières, nous
donne la raison de l'irrégularité des accès. Cette loi générale de la marche de la maladie, marche interrompue, brisée et irrégulière, se retrouve même dans les
cas de catalepsie intermittente qui ne présentent presque
jamais le type de périodicité réglée. L'exemple suivant,
l'un des plus remarquables par sa périodicité, n'a pas
une marche uniforme et rentre dans la loi générale.

OBSERVATION 22 (1). — Lambec, ayant accompagné l'empe-
reur Léopold à Inspruch, vit dans un village une fille de 25 ans,
qui depuis quelques années éprouvait un état bien singulier, et
qui était continu le vendredi et le samedi, mais qui, les autres
jours, revenait alternativement et seulement par intervalles;
elle n'avait aucun sentiment dans tout le corps, elle avait toujours

(1) Van Swiéten, *Bibliothèque de Vienne.*

les yeux ouverts avec un très léger mouvement convulsif, et elle restait constamment dans la même situation comme une statue, absolument insensible aux piqûres. Si on lui élevait les bras en l'air ils ne retombaient point, mais restaient fermes dans la même position. Dans ce cas, les yeux étaient ouverts et cela arrive presque toujours ainsi. »

Je viens d'indiquer la manière dont se présentent les accès qui sont les élémens de la maladie et la constituent, on peut se demander maintenant comment se comportent ces accès, abstraction faite de la maladie dans son ensemble. — Les accès sont simples ou composés. Simples, lorsqu'ils commencent, persistent et disparaissent, après avoir parcouru leur durée d'un seul trait, sans repos, sans intermittence. Le malade perd connaissance, ses membres deviennent raides, immobiles dans la position qu'ils occupaient, puis tout à coup ils reprennent leur flexibilité ordinaire, les organes intellectuels leur action sur l'économie; le cerveau devient roi suprême : *rex ac imperator supremus omnia regens.* (Valer. Mart. De certitud. medicin.) Le malade a éprouvé un accès simple, une catalepsie complète. — La catalepsie composée, au contraire, est formée d'une série brisée d'accès, courts et rapprochés, variables en nombre et en longueur, se succédant avec plus ou moins de régularité, puis disparaissant tout à fait, jusqu'à ce qu'une nouvelle série se montre. Cette suite de symptômes se succédant par accès courts et rapprochés, constitue une véritable attaque analogue à celles de la goutte. L'exemple de ces attaques le plus saillant que je puisse rapporter, est celui de la fille que j'ai observée à l'hôpital de la

Charité. A peine les accès proprement dits duraient-ils une ou deux minutes, tandis que la somme des accès, c'est-à-dire l'attaque, durait souvent deux heures et plus. Il est vrai que toutes les attaques n'eurent pas cette même forme et cette marche, mais le plus grand nombre les suivirent régulièrement. M. le docteur Leclerc, qui a été témoin de plusieurs attaques, les a vues telles que je les indique. Du reste, le témoignage de la malade vint confirmer ce que d'autres personnes avaient observé.

OBSERVATION 23 (1). — *Catalepsie complète.* — *Complication d'accidens hystériformes et de somnambulisme.* — *Impuissance du magnétisme animal.* — *Guérison par les antispasmodiques combinés aux dérivatifs.*

Au n° 18 *bis* de la salle Saint-Jean (hôpital de la Charité), est couchée une malade âgée de 22 ans, de constitution faible, taille peu élevée, teint pâle, cheveux châtains, front irrégulier, rapproché de celui des idiots; intelligence du reste peu développée.

Le père et la mère de cette fille vivent encore : elle n'a qu'une sœur qui se porte bien. Ils n'ont eu ni l'un ni l'autre d'affectious cérébrales. Mes questions à la malade, à cet égard, n'ont été suivies que de réponses négatives. Cette fille dit avoir toujours joui elle-même de l'intégrité de ses facultés cérébrales. Elle ne rattache son affection actuelle à aucune émotion morale forte, à aucun chagrin violent. La mollesse de ses sensations, la langueur générale de son être semblent, en effet, confirmer sa déclaration, qu'aucune excitation cérébrale trop forte n'a occasionné sa maladie.

Elle a eu quelques fièvres éruptives qui se sont terminées

(1) J'ai recueilli cette observation dans le service de M. Fouquier, un grand nombre de médecins visitèrent cette malade et purent vérifier la vérité de ce que j'avance.

heureusement; elle a eu surtout des palpitations qui ne l'ont pas encore abandonnée, et qui furent quelquefois assez fortes pour occasionner une syncope.

Les règles ne parurent qu'à 18 ans. A plusieurs reprises elles se suspendirent et revinrent spontanément; depuis huit mois, elles sont régulières, abondantes et durent ordinairement dix à onze jours.

A l'époque de l'établissement de la fonction menstruelle, cette fille fut atteinte d'une affection extraordinaire qui appela l'attention de sa famille et des médecins. Cette affection était intermittente; les premiers accès, furent, dit-on, aussi complets que ceux qui existent actuellement. La malade raconte, d'après le témoignage de ses parens, qu'elle mangeait avec avidité ce qu'on lui mettait dans la bouche, et déchira en morceaux un mouchoir qu'on lui donna en guise d'alimens.

Elle entra pour cette maladie à l'hôpital de Reims, qui la reçut à plusieurs reprises. Les traitemens divers qu'elle eut à subir et dont elle ne sait pas rendre compte, n'amenèrent aucun changement dans sa maladie. Une fois seulement, on lui plaça un vésicatoire à la nuque, et trois accès se déclarèrent dans la journée; on le fit sécher immédiatement, et les accidens reprirent leurs cours habituel. Cette circonstance est importante à noter, parce qu'on eut plus tard recours à l'emploi de vésicatoires, qui furent suivis de succès.

La maladie suivait sa marche, quand tout à coup des phénomènes nouveaux, insolites se manifestèrent : c'étaient des symptômes de somnambulisme. Depuis longtemps on savait que cette malade parlait et criait dans ses rêves : une nuit donc, elle se lève, prend une pièce de mousseline destinée à faire un bonnet, la coupe avec soin, la coud, et, pour achever son œuvre, en réunit les morceaux, c'est-à-dire, monte son bonnet. Cette opération n'était pas terminée, que la malade abandonne son ouvrage, regagne son lit et s'endort paisiblement. Elle ignorait complètement ce qui s'était passé, quand le lendemain sa sœur vint lui montrer ce travail inachevé; elle voulut le terminer, mais elle ne put y réussir; et cependant elle jouissait de toutes ses facultés intellectuelles; elle était éveillée. Je tiens ces détails de la malade, qui m'en a affirmé la vérité sur son honneur : en les rapportant, je me fais simple historien, m'abstenant de louange ou de blâme. Ce phénomène fut répété, et courut bientôt de bouche en bouche. Les médecins qui lui donnaient des soins, instruits de ce qui venait de se passer, crurent que l'emploi du magnétisme pourrait être de quelque utilité. On appela de Paris un magnétiseur habile, M. Dupotet, qui procéda aux expériences. La malade fut endormie *dix-sept fois*, pendant *une heure et demie* chaque fois. Elle n'éprouva, il est vrai, aucun accident, mais elle ne fut pas soulagée, et le résultat fut tout-à-fait nul. J'ai cru devoir rapporter ces renseignemens qui ajoutent, par leur nature, à l'histoire du somnambulisme et du magnétisme animal.

Dans les moyens mis à l'épreuve, toutes les ressources employées par les médecins avaient échoué, quand notre malade se décida à venir à Paris, où elle fut envoyée dans le service de M. Fouquier. Arrivée au bureau central pour obtenir un billet d'admission, elle fut prise subitement d'un accès de catalepsie. Elle allait sortir, son pied était levé pour franchir le seuil, et sa main pour saisir la clé de la porte, quand tout à coup elle s'arrête fixe et immobile, les membres conservant la position qu'ils avaient au commencement de l'accès : le tout, au grand étonnement des personnes présentes. Entrée dans le service de M. Fouquier, de nouveaux accès permirent de constater la maladie. M. le docteur Leclerc, témoin de plusieurs d'entre eux, m'a communiqué le résultat de ses observations.

Les premiers accès se montrèrent en même temps que les règles, lorsqu'elles parurent pour la première fois. Jusqu'alors elle n'avait éprouvé ni coliques dans le bas-ventre, ni douleurs dans les lombes, etc., rien, en un mot, qui annonçât l'apparition des règles. Un jour elle perd connaissance, en même temps elle est prise de convulsions hystériformes, et le lendemain les menstrues se montrent. La malade ne peut raconter fidèlement ce qui se passa dans ces crises nerveuses, qui effrayèrent beaucoup les personnes qui l'environnaient; elle croit avoir perdu connaissance pendant vingt-quatre heures.

Les premières attaques de catalepsie étaient précédées de

souffrances dans l'estomac. Une sorte d'*aura* partant de ce point se propageait à la gorge, occasionnait le sentiment d'une vive constriction, et par suite d'une suffocation insupportable. Maintenant, les choses ne se passent plus ainsi, aucun signe précurseur analogue n'annonce l'accident ; cependant, la malade n'est pas saisie inopinément par sa maladie, car elle a des signes pronostiques constans qui lui révèlent l'imminence de l'accès, et qui en sont en quelque sorte la préparation ; ce sont des pesanteurs dans les membres, une céphalalgie sourde et profonde, des envies de bâiller, des rêves fréquens et pénibles, des cris qui interrompent un sommeil agité, des palpitations quelquefois violentes, de l'étouffement, de l'oppression, de l'anorexie, et un sentiment de gène générale qui entraîne une sorte de paresse à se mouvoir. Ces phénomènes sont dans certains cas peu énergiques, mal définis, mais constans. Ils précèdent toujours l'accès de quelques heures au moins, souvent d'un ou plusieurs jours : ce qui manque, c'est la sensation de cette vapeur subtile naissant dans l'estomac et précédant l'attaque ; c'est cet *aura* hystérique, éclair de douleur, phénomène initial des premiers accès.

Les accès la surprennent brusquement, au milieu de tous les actes de la vie, quand elle mange, quand elle parle, etc. Ils commencent pendant l'*inspiration*. « Elle vous parle, nous dit le docteur Leclerc, et tout à coup, elle perd connaissance, ses membres se crispent et restent dans la position qu'ils ont prise, les mains se ferment, et si vous essayez de relever un doigt, ce que vous faites avec difficulté, ce doigt se tient droit, roide, et reste dans la position où vous l'avez placé. Les jambes ne présentent pas de soubresauts, elles sont roides sur la cuisse ; tous les doigts de pied sont et restent dans une flexion forcée, jusqu'à ce que l'accès cesse, et alors ils reprennent tout à coup leur place habituelle, normale. Les mâchoires sont fortement serrées l'une contre l'autre : M. Fouquier pinçait le nez de la malade pour empêcher le passage de l'air ; au bout de quelques secondes la bouche s'ouvrait, et la malade faisait une inspiration profonde, suspirieuse ; les yeux étaient ouverts et fixes, une lumière placée devant eux ne sembla leur faire aucune impression, ils restèrent fixes et immobiles sans clignotement jusqu'à la fin de l'accès. On plaça la malade dans des positions difficiles, elle y resta assez longtemps sans résistance, dans l'impossibilité de se débarrasser de ces situations pénibles. Dans quelques cas, la malade poussait des cris aigus et se plaignait de ses jambes : l'observation la plus attentive ne pouvait rien faire découvrir dans ces organes, si ce n'est leur roideur et leur immobilité; les douleurs et les autres phénomènes de l'attaque cessaient brusquement. »

Ainsi, ces accidens se composaient d'attaques intermittentes, irrégulières, formées de plusieurs accès qui se répétaient quelquefois avec rapidité; par exemple, trois ou quatre fois dans dix minutes; quant à la longueur de l'attaque, elle était variable, quelques accès ont duré toute la journée. Le nombre de ces attaques fut également très variable; elle en eut huit le lendemain de son entrée à l'hôpital.

J'ajoute, comme remarque générale, que la malade perd complètement connaissance, et qu'elle ignore ce qui se passe autour d'elle; elle est insensible à toutes les épreuves qu'on lui fait subir pendant son accès. Lorsqu'elle revient à elle, au contraire, sa sensibilité est intacte; les piqûres et les pincemens qu'on lui a fait éprouver lui donnent les mêmes sensations qu'aux personnes jouissant pleinement de leurs facultés.

Lorsque la malade a été tourmentée par des expériences pendant son accès, on voit celui-ci se prolonger davantage, et lorsqu'il a disparu, la malade éprouve longtemps après une grande fatigue, de la céphalalgie, de l'ennui et un grand accablement. Les mouvemens que l'on met en jeu chez elle, les pincemens, brûlures, etc., auxquels on la soumet, ont donc une influence sur la durée des accès et surtout sur les phénomènes consécutifs.

Traitement. — 1er jour : Inf. de fleurs d'oranger. — Lav. avec asa fœtida et camphre; — 4 pil. de Méglin; — Sinap. — Bain froid.

5e jour. — Inf. de tilleul et fleurs d'oranger; — 7 pil. de Méglin; — Diascordium, 4 grammes; — Bain de vapeur.

9e jour. — Til. et fl. d'oranger; — 6 pil. de Méglin; — Une

pil. d'un grain d'opium ; — Bain froid : — Deux vésicatoires aux jambes. Depuis l'application de ces vésicatoires, les attaques cessent complètement.

15ᵉ jour. — Dans la soirée, la malade éprouve des étouffe-mens, des palpitations ; sommeil agité, douleurs de tête, etc. L'accès est imminent. On commençait à faire sécher les vésicatoires.

16ᵉ jour. — Les phénomènes de la veille persistent. — Deux sinapismes ; — Bain de pied sinapisé le soir ; — Le reste *ut supra*.

19ᵉ jour. — Pédiluve sinapisé ; — Le reste *ut supra*.

24ᵉ jour. — La malade sort sensiblement guérie.

CHAPITRE V.

DURÉE DE LA CATALEPSIE.

Comme presque toutes les questions relatives à la catalepsie, celle-ci doit être envisagée sous le double point de vue de la maladie en général et de l'accès. Et d'abord, durée totale de la maladie. Cette affection n'est pas moins variable dans sa durée que dans sa marche; tantôt elle se borne à un seul accès comme dans l'amoureux dont parle Schilling (obs. 33); tantôt deux , comme chez la dame de Vesoul (obs. 24); le plus souvent elle en possède un grand nombre. Sa durée est subordonnée à la multiplicité des accès; aussi courte que possible , quand elle n'a qu'un seul accès, elle peut persister des semaines (obs. d'Hélène.Renault, 19), des années , comme il arriva à la fille Gourdin (obs. 26), enfin, ne s'éteindre qu'avec la vie. Dans ces divers laps de temps, les accès se répètent plus ou moins souvent, selon certaines causes encore mal connues.

La longueur absolue de la maladie ne peut être déterminée; nulle circonstance d'intensité , de complication , etc., ne peuvent lui marquer une fin à peu près

fixe. Certains symptômes, dont je tiendrai compte dans
le pronostic, peuvent conduire à des présomptions, à des
données approximatives, mais à une certitude? jamais.
Ces présomptions, je le dis à l'avance, portent sur l'âge
des malades. Lorsque cette affection se développe chez
des jeunes gens, avant la puberté, on peut espérer que,
par la révolution organique et fonctionnelle qui arrive-
ront dans l'économie, au moment où, prenant son essor,
la nature de l'homme reçoit le complément de force et de
puissance qui l'amène, par degrés, de l'adolescence à la
virilité, puis à la nubilité, on peut espérer, dis-je, que
des modifications dynamiques, conséquence fatale et nécessaire de ce développement épigénitique, donneront au
malade, soit une force de réaction supérieure à la lésion
morbide et propre à la vaincre, soit des conditions mystérieuses et cachées, soustraites à notre observation, et
cependant puissantes et énergiques assez pour vaincre
les penchans ou les aptitudes pathologiques.

Cette durée établit un point de contact de plus entre
la catalepsie et plusieurs affections nerveuses, elle forme
un rapprochement plus intime entre cette maladie et les
nuances si diverses et si multipliées de l'hystérie. En effet, nul ne peut assigner un terme précis aux phénomènes de l'hystéricisme, pas plus qu'aux symptômes les plus
effrayans des hauts spasmes. L'hystérie changeante dans
sa manière d'être extérieure, dans ses formes, dans ses
retours, conserve, jusqu'à sa terminaison inclusivement,
cette existence sans loi ni règle. On dirait que le hasard
préside à ces accidens morbides à tel point, que dans la
plupart des cas, ils mettent en défaut la sagacité des observateurs les plus habiles. D'après ces rapprochemens,

on n'est plus étonné que certains auteurs aient essayé d'établir une identité de nature entre la catalepsie et la masse des symptômes que fournit la passion hystérique.

La durée de l'accès est très variable; ordinairement elle est très courte. Tissot cite l'observation de M. C*** (voy. obs. 4), dont l'accès ne durait que « le temps de dire quelques *pater* plus ou moins.» Une fille dont l'histoire se retrouve également dans les ouvrages de Tissot, avait des accès si rapides que lorsqu'elle en était surprise au moment où elle approchait de la table de la communion, il suffisait au prêtre d'attendre un instant, et elle se trouvait presque aussitôt rendue à ses sens et à son intelligence, c'est-à-dire à sa santé complète.

NOMS DES AUTEURS.	MALADES.	DURÉE DE L'ACCÈS.
Van-Swieten.		2 à 3 minutes.
Boerhaave.		15 à 60 idem.
Sauvages.	fille	1/4 d'heure à 3/4 d'heures.
Pinel.	fille de 9 ans,	3/4 d'heures.
Tissot.	fille de 5 ans,	1 heure.
Henri.	soldat,	2 idem.
Dionis.	Elisabeth Delvigne.	4 idem.
Sauvages.	fille de 8 ans,	12 idem.
Baron.	fille de Conques,	12 idem.
Van-Swieten		18 idem.
Ætius.		3 jours.
Cosnier.	femme Clinger,	30 jours.

Ce dernier fait est, abstraction faite de celui de M. Sarlandière, dont je n'ai pu me procurer les détails, le plus long de ceux connus. Il consistait en une véritable catalepsie complète; à plusieurs reprises, la malade avait eu antécédemment des accès de deux, trois et même cinq jours, ce qui fait déjà voir une tendance de ces accès à une durée très longue. Du reste, le témoignage des auteurs qui nous racontent cette histoire écarte de mon esprit toute espèce de doute et toute incertitude de diagnostic.

Le tableau précédent nous fait voir, dans un seul coup d'œil, l'étendue des accès dont les plus courts n'ont que quelques minutes, et les plus longs, trois à quatre jours. Je regarde comme exceptionnel le fait de la femme Clinger, d'autant mieux que la plupart des accès n'avaient pas une durée plus longue que les accès de catalepsie ordinaire.

Après la question de la durée, se présente naturellement la question de quantité des accès. Les affections nerveuses ont une irrégularité remarquable dans leurs symptômes, et plus encore dans le retour que dans les symptômes eux-mêmes. Je fais abstraction, bien entendu, des affections périodiques, telles que les fièvres intermittentes simples, qui sont si communes, certaines manies à périodes régulières et alternatives d'exaltation et d'abattement, et plusieurs autres affections.

La catalepsie n'a pas de retours fixes, ou du moins, elle les présente rarement; de sorte, qu'indiquer la durée totale de la maladie serait complétement insuffisant pour faire connaître le nombre des accès. Beaucoup de malades n'ont qu'un, deux ou un petit nombre d'accès; chez d'autres, au contraire, la maladie se prolonge, dure des mois entiers, pendant lesquels les accès sont parfois très rapprochés. Je citerai l'histoire de la fille Delvigne, qui eut, en peu de mois, 30 accès complets, et un grand nom-

bre d'autres incomplets (obs. 21). Hélène Renault eut
plus de vingt accès en deux mois (obs. 19). La fille
Gourdin eut plus de 60 accès dans le même espace de
temps (obs. 26.)

On peut, par conséquent, établir deux classes de malades ; ceux chez lesquels la maladie jette profondément
ses racines, avec lesquels elle s'allie d'une manière étroite
et forte au point de constituer une affection opiniâtre et
rebelle aux agens thérapeutiques. La seconde classe comprend les malades qui ont peu d'accès , et qui sont surpris, comme par hasard, par la maladie ; comme il arriva
à cet amoureux dont nous parle Tulpius , ainsi qu'à cette
dame dont je rapporte l'histoire.

OBSERVATION 24. — « Pendant le carême 1737, une dame
âgée de 45 ans, vint de Vesoul à Besançon pour y solliciter un
procès de la dernière conséquence pour elle, et qui, si elle l'eût
perdu , eût mis le comble à des malheurs très sensibles qu'elle
avait déjà essuyés. Agitée de la plus vive inquiétude, elle ne sor-
tait point, ou de chez ceux à qui elle avait affaire, ou des égli-
ses pour tâcher de mettre le ciel dans ses intérêts ; on l'y voyait
quelquefois allant se prosterner devant tous les autels , l'un
après l'autre, de manière à se faire remarquer de tous les assistans. Elle dormait peu, et ne mangeait point, soit parce qu'elle
avait perdu l'appétit, soit parce qu'elle se dérobait à elle-même
sa subsistance, pour faire plus d'aumônes qui lui obtinssent un
bon succès.

On lui apprit cependant que l'air du barreau ne lui était pas
favorable ; et la veille du jour où elle avait été jugée, elle tomba,
vers les cinq heures du soir, dans un état que l'on prit pour
une apoplexie , et on alla , avec grande précipitation , chercher
M. Attalin , professeur en médecine à Besançon, qui y accourut

(1) Voyez Tissot, *OEuvres complètes*, tome II, page 10.

avec M. le Vacher, chirurgien des hôpitaux de cette ville, correspondant de l'Académie.

Ils trouvèrent la dame assise dans un fauteuil, immobile, les yeux fixés en haut et brillans ; les paupières ouvertes et sans mouvement, les bras élevés et les mains jointes, comme si elle eût été en extase ; son visage auparavant triste et pâle, était plus fleuri, plus gai, plus gracieux qu'à l'ordinaire ; elle avait la respiration libre et égale, et les muscles du bas ventre jouaient avec facilité : son pouls était doux, lent, et assez rempli, le même à peu près qu'aux personnes qui dorment tranquillement. Ses membres étaient souples, légers, et se laissaient manier en tel sens qu'on voulait, sans faire aucune résistance ; mais, et c'était là ce qui caractérisait son mal, ils n'étaient que trop obéissans ; ils ne sortaient point de la situation où on les avait mis. On lui abaissait le menton, sa bouche s'ouvrait et restait ouverte ; on lui levait un bras, ensuite l'autre, ils ne retombaient point : on les lui tournait en arrière, et on les élevait si haut, que l'homme le plus fort ne les eût pas tenus longtemps dans cette attitude ; ils y demeuraient d'eux-mêmes tant qu'on les y laissait. On la mit debout, pour faire sur ses jambes les mêmes épreuves que sur ses bras, et pour donner aux jambes et aux bras en même temps des attitudes difficiles à soutenir ; et il est aisé de juger que, nonseulement l'envie de connaître et d'approfondir le mal, mais encore une certaine curiosité pour un pareil spectacle, firent imaginer tout ce qu'il y avait de plus bizarre ; la malade fut toujours comme une cire molle, qui prend successivement toutes les figures que l'on veut, et s'en tiendra éternellement à la dernière. M. Attalin dit qu'il croit qu'elle se fût tenue la tête en bas et les pieds en haut. Ce qui est très surprenant, c'est que son corps, quoiqu'en l'inclinant en différentes façons, conservait toujours et constamment son équilibre parfait. Il semblait que la statue de cire se collait par les pieds à ce qui la portait, pour s'empêcher de tomber.

Elle paraissait insensible ; on la secouait, on la pinçait, on la tourmentait, on lui mettait sous les pieds un réchaud de feu, on lui criait même aux oreilles qu'elle gagnerait son procès ; nul signe de vie. C'était une catalepsie parfaite.

M. Attalin fit venir M. Charles, professeur en médecine, la dame fut saignée du pied par M. Le Vacher; ces messieurs allèrent souper et revinrent bien vite à leur malade. Ils
la trouvèrent revenue de son accident, qui avait duré trois ou
quatre heures, et elle les étonna beaucoup par un discours assez long, bien prononcé, bien lié, où elle faisait une histoire pa-
thétique de ses malheurs, et racontait tous les détails de son
procès, le tout accompagné de réflexions morales qui naissaient
du sujet, et des prières à Dieu qu'elle n'avait point prises dans
ses heures, mais qu'elle composait sur-le-champ.

On commença par la rassurer autant que l'on put, aux dépens même de la vérité, sur ce fatal procès, qui avait causé
tant de ravages dans son âme; ensuite on l'interrogea soigneu-
sement sur tout ce qui s'était passé en elle pendant son accès.
Elle ne voyait rien, quelquefois seulement elle entendait, et
même si bien, qu'elle reconnut quelques personnes à la voix.
Elle ne se souvenait point d'avoir été saignée, mais elle s'en
douta quand elle vit la ligature du pied. Le réchaud de feu, qui
aurait dû lui faire une impression plus sensible qu'une voix, ne
lui en avait fait aucune. Quoiqu'elle eût été fort tourmentée,
il ne lui restait point de douleur, ni même de lassitude.

Pendant qu'on s'entretenait avec elle, on s'apercevait que
de temps en temps elle interrompait son discours où elle l'avait
laissé; elle en commençait un autre, quoiqu'on la fit souvenir
de quoi il avait été question, et à quel point elle en était de-
meurée; et cela arrivait toutes les fois que cette petite menace
d'accès avait interrompu son discours. L'idée de ce qu'elle
avait encore à dire périssait absolument, et il s'en présentait à
elle une autre qu'elle n'était pas maîtresse de refuser.

Au bout d'une heure, l'accès vint dans toute sa force; les
accidens cataleptiques furent les mêmes, ou peut-être plus marqués que la première fois. Quand ils furent finis, la malade assise dans son fauteuil, se mit à parler pendant une bonne heure
et demie, sur le ton et dans le style qu'on connaissait déjà;
mais enfin ses discours sensés se changèrent en extravagances,
accompagnés de hurlemens affreux, et elle fut attaquée d'une
frénésie violente, dont la catalepsie n'avait été que le prélude.

Tous les remèdes que les habiles gens qui les traitaient purent employer pendant trois ou quatre jours qu'elle passa encore à Besançon, furent inutiles. On la renvoya chez elle à Vesoul, en bonne santé, sans avoir eu aucune récidive. »

Nota. Cette observation se retrouve dans les mémoires de l'Académie royale des Sciences, année 1758. — Elle avait été communiquée à cette société par M. Le Vacher, l'un de ses correspondans, qui avait été appelé à donner ses soins à la malade.

CHAPITRE VI.

TERMINAISON DE LA CATALEPSIE.

Cette affection nous présente plusieurs modes de ter-minaison, très certainement dus à des conditions fixes, quoique inconnues. Je fais abstraction dans ce chapitre de la terminaison de l'accès lui-même, qui n'a nul rapport avec la terminaison de la maladie. En effet, les maladies intermittentes n'ont leur fin qu'en dernier accès : l'intervalle qui sépare ces accès constitue un état maladif, quelque soit d'ailleurs l'état de santé apparente qu'offre le malade, et l'accès ultime est le dernier symptôme de la maladie.

La catalepsie peut se terminer de trois manières : par le retour à la santé; par sa transformation en une autre maladie; et par des crises. On ne l'a jamais vu se terminer immédiatement par la mort : j'insiste sur cette proposition, malgré les assertions contraires de Boerhaave et plusieurs autres.

Lorsque la santé doit succéder à la catalepsie, les symptômes de la maladie se montrent comme par le passé sans différence, puis ils cessent de paraître, et le malade

est guéri. C'est ce qui arriva à la dame de Vesoul (obs 24);
à l'amoureux dont parle Schilling (obs. 14); à celui de
Tulpius (obs. 14); à la fille observée par Laënnec (obs. 10);
et à plusieurs autres. Cette guérison consiste en une disparition simple de la maladie.

Si la maladie cède pour être remplacée par une autre,
on dit qu'elle s'est transformée en cette dernière. Cette
opération pathologique n'a lieu qu'aux dépens d'une affection cérébrale. Je ne ferai qu'indiquer ces maladies,
ce sont : la mélancolie (Pison); le délire, l'hystérie (Georget); l'épilepsie (Elock); la stupidité, les convulsions;
l'apoplexie (l'exemple rapporté par Pinel est des plus remarquables), enfin, le somnambulisme (Tissot).

OBSERVATION 25. — Un médecin étranger, M. le docteur
Chatron, qui s'occupe actuellement d'homéopathie à Paris,
m'a raconté avoir connu à Turin une femme d'une constitution
robuste, attachée à une dame de la cour comme nourrice, et
atteinte de catalepsie complète. Cette affection sans cause connue, se transforma spontanément en somnambulisme. On fit
une attention d'autant plus sérieuse à cette transformation que
la malade eut le malheur de faire, pendant un accès, des révé-
lations qui mirent la police sur les traces d'un criminel son
proche parent. »

Cette transformation ne s'arrête quelquefois pas à une
seule maladie: elle peut s'étendre à plusieurs, jusqu'à ce
que la mort mette fin à ces mutations pathologiques. Cette
loi que j'applique à la catalepsie, est vraie encore d'un
point de vue plus elevé, car elle s'étend à la pathologie
entière du système nerveux. Tissot, frappé de cette vérité, nous dit, en parlant de la dégénération de la catalepsie : « Mais ce n'est pas proprement le changement

stable d'une maladie en une autre. » Les symptômes de
ces affections s'usent, se confondent, se transforment,
paraissent et disparaissent avec une incertitude et une
bizarrerie si surprenantes, que la sagacité et le talent de
diagnostic du médecin deviennent quelquefois impuissans. La catalepsie ne peut éprouver qu'une seule transformation : une fois opérée, le malade présente une
affection nouvelle que l'on qualifie de névrose ou vésa-
nie, etc., selon les caractères symptomatologiques, et
c'est cette dernière affection qui éprouve la dégénération,
ou mieux la mutation nouvelle. Certains cataleptiques
sont soumis à diverses affections qui se succèdent dans
un ordre quelconque, sans suivre de marche régulière :
à mesure que la maladie antécédente s'efface et disparaît,
une maladie nouvelle se montre et prend la place. Cette
succession de formes morbides dans un même individu
constitue la transformation dont je parle. Des exemples
nombreux confirment ces données : « nous avons vu une
femme qui a été cataleptique, puis hystérique, et qui est
actuellement épileptique (1). » — Le domestique qui vit
brûler la maison de son maître devint sur-le-champ cataleptique, et, dans la suite, stupide, puis maniaque.
(Obs. 35). Le magistrat dont parle Pinel mourut quelque temps après d'une apoplexie.

La terminaison par crises est plus rare. Dans certaines
affections du système nerveux les lésions matérielles
échappent à nos moyens d'investigation, et pour nous,
la fonction seule est pervertie. Cet état de trouble fonctionnel se rencontre surtout dans les névroses. La plu—

(1) Voyez Georget, *Dict. de méd.*, tome IV.

part des autres affections ont pour racine une lésion organique sensible : la vitalité est alors entravée, tantôt par
une altération de tissus, tantôt par une accumulation de
liquides, etc. La disparition de ces phénomènes organiques, de ces productions morbides, peut avoir lieu à l'aide
de perturbations rapides qui surviennent ordinairement
dans les systèmes sécréteurs et terminent la lutte entre
les forces vitales et la maladie ; de là, des sueurs, des
hémorrhagies, etc. L'esprit, sans trop se rendre compte
de ces déplacemens au point de vue scientifique, peut,
jusqu'à un certain point, comprendre comment, à l'aide
d'un effort aussi énergique, la nature reprend son empire dans l'économie et ramène les fonctions à leur type
normal. Dans la plupart des affections nerveuses, au
contraire, l'anatomie pathologique ne démontre aucune
altération organique : les tissus conservent leurs formes,
leurs couleurs, en un mot, toutes leurs propriétés ; la
perversion ne porte que sur les qualités, en d'autres
termes, sur les fonctions. Or, dans ces cas, l'organisme
n'a nul besoin, pour se purifier, de ces mouvemens considérables des fluides, de leur élimination par les émonc-
toirs naturels, il n'a nul besoin de crises dépuratives.
Et cependant ces maladies se jugent : comment cela s'o-
père-t-il? La crise qui a lieu est en rapport avec la nature de la maladie ; elle se fait par une fonction. L'explication de ces faits se trouve dans cette loi : *qu'une
opération normale peut déplacer une fonction pathologique*, l'éliminer et la détruire. Dans l'espèce,
c'est l'utérus qui est chargé d'obtenir ce résultat. Cette
théorie peut s'appuyer sur l'observation de la fille Delvigne et sur la suivante :

Observation 26. — (1) « Une fille de treize ans, nommée Gourdin, perdit tout à coup la parole et l'usage de tous ses sens, en présence de sa mère ; mais le mal fut court et l'accès était passé, quand M. de la Tour arriva ; il la trouva interdite, le visage enflammé, la vue égarée, le pouls plein et se plaignant d'un engourdissement général ; il ordonna les remèdes qu'il crut convenables, et l'enfant paraissait bien, quand, au bout de quatre jours, il survint un nouvel accès qui la saisit debout, au même instant qu'elle était occupée à prendre un sac suspendu à un mur, dont l'élévation la mettait dans la nécessité d'étendre le bras droit et de lever le pied gauche, en sorte qu'elle demeura dans cette attitude, sans connaissance, sans parole, sans sentiment, sans mouvement, et dans un parfait équilibre. L'accès fut assez long pour que M. de la Tour put en être témoin, et il était assez frappant pour que beaucoup d'assistans le crussent l'effet d'un sort, mais l'effet d'un sel volatil urineux que l'on fit sentir à la malade, et qui la fit revenir, dissipa l'illusion ; on recommença les remèdes, qui n'empêchèrent point que, pendant deux mois la malade n'eut plus de 60 accès, plus ou moins longs et violens, dans lesquels la respiration était très laborieuse, et c'est une circonstance particulière à cette malade : les membres avaient assez de raideur pour donner quelque difficulté à les fléchir et à les mettre dans l'attitude qu'on voulait leur donner, mais ils la gardaient constamment jusqu'à la fin du paroxysme; ce qui ne laissait aucune équivoque, et caractérisait parfaitement la catalepsie. Elle eut quelques retours d'accès pendant deux ans et la maladie ne fut parfaitement terminée que par l'éruption des règles ; ensuite elle se maria, et eut des enfans, sans éprouver aucune altération dans sa santé. »

(1) Observation par M. Delatour, médecin à Beaufort. Voyez *Journal de médecine*, tome VI, page 40, juillet 1756.

CHAPITRE VII.

DIAGNOSTIC DIFFÉRENTIEL.

La catalepsie peut être confondue avec quelques affections, telles que la congélation, la raideur cadavérique, le tétanos, le coma, l'apoplexie, la syncope, l'hystérie, et surtout l'extase. Je vais établir quels sont les symptômes qui distinguent ces diverses affections de la catalepsie.

1° *Congélation.* Quelques auteurs, parmi lesquels on compte Hoffmann, Plater, Sennert, ont prétendu que la catalepsie n'était qu'une congélation, et leur opinion se fonde sur ce que les symptômes étant les mêmes, les causes doivent l'être également. Ce raisonnement, vrai en apparence, est, en réalité, faux de tous points. Avant d'entrer dans la discussion, je crois devoir ne pas passer sous silence une restriction importante qu'avait mis Sennert à son opinion : *Planè alterius generis est hæc congelatio, quæ sit a frigore hiberno, quam de quâ hic est sermo* (1).

La classe entière des êtres animés, végétaux ou ani

---

(1) *Opér. médic.,* tome   , page 721.

maux, possède la puissance de calorification. Cette aptitude est l'une des bases immuables de toute organisation:
sans elle, le libre jeu des organes devient impossible,
et ce but important la rend indispensable à l'existence
même de l'individu ; et cependant, quel que soit le rôle
suprême de cette faculté, quel que soit le rang élevé
qu'elle occupe parmi les lois instinctives et conservatrices,
les causes extérieures peuvent l'atteindre et l'anéantir. Parmi celles-ci, on trouve le sédatif le plus énergique et le plus infaillible, à savoir : la chaleur inférieure
à la température de l'individu vivant, c'est-à-dire le
froid. Tous les êtres vivans sont doués d'une puissance
pyrétogénésique destinée à opposer une digue à cet agent
destructeur ; par elle, tous résistent, mais au-delà de
certaines bornes tous succombent. L'homme présente
l'échelle de résistance la plus étendue.

Mettez-le en contact avec les élémens, soumettez-le à
une déperdition de calorique constante, et aussitôt se
développe une suite de phénomènes. L'invasion du froid
est-elle brusque ? un frisson qui soulève le diaphragme et
fait contracter les muscles de l'abdomen remonte de la
poitrine jusqu'à la région cervicale postérieure, de là
descend en fourmillant le long du dos et des lombes, s'y
arrête ou va descendre dans les jambes. Si l'on examine
la peau, on trouve les bulbes des poils saillants, les poils
eux-mêmes redressés comme dans certaines passions tristes ou violentes, tout le tégument cutané présente ce que
l'on nomme vulgairement la *chair de poule*. Ces phénomènes sont rapides : ils passent, se renouvellent et acquièrent, en se multipliant, une intensité plus grande. La
contractilité fibrillaire de la peau n'est que le prélude

du spasme général ; bientôt elle se propage aux muscles
de la mâchoire, puis des membres, enfin à ceux de
presque tout le corps. Jusqu'ici, l'économie conserve un
principe de réaction vitale puissant et fort, et l'élément per-
turbateur est au-dessous de la force physiologique ; mais
exagérez les conditious étiologiques, et le principe de la
vie sera saisi dans son intimité. Les extrémités deviennent glacées, la peau est pâle ou livide ; elle se couvre de
phlyctènes superficielles d'abord, et qui ne font que l'effleurer, mais il y a plus tard destruction radicale de ce
tissu. Le pouls se ralentit et se déprime. La respiration
devient laborieuse et lente. Les muscles perdent leur
contractilité ; les mouvemens partiels, puis les mouvemens généraux, difficiles d'abord, sont bientôt impossibles. Les tissus se condensent ; l'animal se resserre sur
lui-même ; il se pelotonne pour éviter l'action délétère
qui le surprend sur une trop grande surface. L'action
des sens s'émousse ; les vertiges se multiplient, le malade
éprouve une grande propension à s'endormir, et, enfin,
le grand trait caractéristique de cet état, c'est l'anéantissement progressif de l'élément fondamental de l'organisation, à savoir la sensibilité. Cette période achevée,
voici ce que peut devenir l'homme:

(1) *Notandum corpora occisorum hieme eodem
positu eadem que figurâ, permanere rigida, quâ
ante cædem deprehensa sunt. Visum id extra urbem
nostram, cum 11 febr. 1659, oppugnantes hostes re-
pellentur, magnâ que strage occumberent ; alii enim
rigidi iratum vultum ostendebant, alii oculos elatos,*

---

(1) Th. Bartholinus. *Tract de usu nivis,* page 83

*alii ore diducto rigentes , alii brachiis extensis gla-
dium minati, alii alio situ prostrati jacebant ; imo ex
mari gelato, primo vere resoluto , eques equo suo in-
cidens integer emersit , nescio quid manibus te-
nens,* etc.* » A côté de ce passage de Thomas Bartholin,
je placerai le suivant , dû à Curtius, professeur d'une
université allemande : « *Memoriæ proditum est quos-
dam applicatos arborum truncis et non solum viven-
tibus , sed inter se loquentibus similes esse conspectos
durante adhuc habitu , in quo mors quemque de-
prehenderat.* » Nos officiers de santé militaires ont pu
faire des observations analogues dans la malheureuse
campagne de Russie.

Le croirait-on ? c'est sur des faits de cette espèce que
se basent les auteurs dont je combats l'opinion. Ils voient
une identité apparente de symptômes, et leur logique les
conduit à admettre une identité de cause. Ce raisonnement est vicieux : je repousse complétement la compa-
raison. Les muscles, dans la congélation, sont frappés de
stupeur et d'inertie : leur contractilité , phénomène con-
sécutif dans l'évolution fonctionnelle , ne peut s'exercer,
parce que l'acte initial , c'est-à-dire la sensibilité , manque ; cette faculté a été , pour ainsi dire, glacée , l'agent
morbifique froid l'a détruite. Les phénomènes extérieurs
que l'on observe alors conservent une apparence de similitude avec ce qui a lieu chez le cataleptique ; les membres peuvent garder leur position : *Eodem positu ,
eadem que figurâ permanere rigida.* Ce caractère est
tout-à-fait à part, son explication se trouve en dehors des
lois organiques. En effet, la congélation consiste dans
l'accumulation de petits glaçons dans les vaccuoles du

tissu cellulaire et surtout dans les vaisseaux dont les liquides se solidifient, ce qui constitue un système de tiges inflexibles qui soutiennent les membres dans une position donnée. Si l'on essaie de fléchir un membre ainsi maltraité, on rompt les cristaux de glace, et l'équilibre qui se soutenait mécaniquement étant devenu impossible, le membre tombe et obéit aux lois de la pesanteur. — Quant à l'intelligence, le malade saisi par le froid la possède longtemps, elle n'a plus assez d'empire pour régler ou commander les mouvemens partiels ou généraux, mais elle sait sa position et la conscience du *moi* subsiste.

Le cataleptique présente des phénomènes bien différens. Il n'a ni l'action de la cause efficiente, c'est-à-dire du froid, ni diminution de chaleur ou de calorification. Je le soutiens contre Schilling, qui prétend *qu'on ne peut nier qu'il y ait en nous des actes qui peuvent nous amener à un froid aussi grand que celui de dehors qui produit un pareil état*, et qui cependant n'a pu donner aucune preuve solide de ce qu'il avançait. — Les muscles sont actifs et soutiennent les membres dans des positions permanentes ; et ce caractère, qui semble établir entre les deux états une similitude symptomatique plus complète, révèle au contraire une distinction fondamentale et absolue ; car il a lieu, d'une part, sous l'empire des lois vitales, de l'autre, sous l'influence des lois physiques. Le cataleptique est vivant, tandis que l'individu gelé est mort. Cette différence n'a pas été signalée par nos auteurs, et pourtant elle en valait la peine ! — L'intelligence et la sensibilité sont entièrement suspendues.

2° *Raideur ou rigidité cadavérique*. Nous venons
de considérer l'homme vivant soumis à des influences
morbides variables, se caractérisant symptomatiquement
par des phénomènes analogues à ceux qu'on observe
dans la catalepsie. Nous allons actuellement chercher ces
analogies dans l'homme dépouillé de la vie ; nous allons
interroger le cadavre lui-même, saisir sa dernière étin-
celle de vie, au moment suprême où la providence le laisse
tomber au rang des corps bruts.

Trois signes certains caractérisent la mort. Parmi eux,
se trouve la raideur ou rigidité cadavérique. Ce phénomène consiste dans une augmentation de densité
de la totalité du corps qui lui imprime une raideur
remarquable. On l'observe avant ou après l'extinction
de la chaleur animale ; il survient quelquefois, chez les
vieillards surtout, peu de temps après le dernier soupir.
On voit alors le cadavre gisant dans son lit ou sur une
table, ou dans toute autre position, immobile et raide,
exactement dans la situation dans laquelle la mort est
venue surprendre l'agonisant. Ce phénomène est probablement dû à un reste de contractilité musculaire sous
l'influence de la vie. Comme dans la catalepsie, c'est le
système musculaire qui est en jeu : les poses du sujet sont
permanentes. On a vu cette rigidité assez prononcée, pour
permettre de soulever par la tête ou les pieds des cadavres
qui ne touchaient le sol que par un point, sans déterminer aucun mouvement de flexion. Avec une raideur
tétaniforme si considérable toute erreur est impossible.

Ordinairement la raideur est moindre ; une violence
faible suffit pour la vaincre, et le membre naguère con-
tracté, retombe, soumis à tout jamais aux lois de la sta-

tique. Ce caractère est frappant ; abstraction faite d'une foule d'autres distinctions positives et négatives, il peut servir lui seul à assurer le diagnostic. En effet, dans le cataleptique, on peut prendre un membre, le soumettre à tous ses mouvemens naturels et normaux, les répéter à plusieurs reprises, exercer tour à tour la flexion et l'extension, et recommencer tant que dure l'accès. L'observateur trouve alors à sa disposition une sorte d'automate qu'il fait mouvoir à sa volonté, absolument comme s'il maniait une poupée à ressort ou l'un de ces manequins que l'on trouve dans les ateliers des peintres et des sculpteurs. Sur le cadavre, au contraire, quelle que soit la rigidité, qu'elle soit forte comme dans l'asphyxié ou le guillotiné, etc., qu'elle soit faible comme dans le phthysique et le scorbutique, etc., une fois surmontée, elle ne peut plus renaître, et le membre abandonné à son propre poids ne peut plus conserver les positions diverses qu'on lui impose. La vitalité, épuisée par ce dernier effort, succombe, et l'être humain, en tant qu'organisation, se perd dans le néant.

Je me suis arrêté à cette question de diagnostic différentiel, moins pour établir des distinctions subtiles et scholastiques, que pour mettre en garde contre les accidens qu'une erreur peut entraîner. Georget prétend que des cataleptiques, pris pour des morts, ont été enterrés vivans. On éviterait un malheur si cruel en se rappelant les symptômes de l'affection, sa marche, etc. On retrouverait peut-être un état convulsif des yeux et des paupières ; la physionomie conserverait peut-être aussi son expression ; enfin, dans un cas douteux, on se ferait un devoir d'attendre la *putréfaction*. Dans ce dernier cas, on serait sûr de n'avoir pas sous les yeux un cataleptique, et l'on pourrait procéder sans crainte à l'inhumation.

3° *Le tétanos*. Cette affection consiste dans une contraction musculaire douloureuse et permanente sans trouble des facultés intellectuelles. Elle est presque constamment mortelle. La rigidité des muscles qui a lieu malgré la volonté, la douleur excessive qu'éprouve le malade et qui est surtout augmentée par les mouvemens lorsqu'ils ne sont pas tout-à-fait impossibles, l'état d'intégrité de toutes les fonctions cérébrales sont des signes frappans qui séparent cette affection de la catalepsie. La contractilité permanente des muscles est le seul caractère qui rapproche ces deux maladies.

Dans le tétanos on voit bien les sujets prendre des positions diverses, selon l'ordre des muscles atteints ; on les voit se fléchir en avant, la tête baissée sur la poitrine, ce qui constitue l'emprosthotonos (εμπροσθεν en devant et τονος tension) ; ou bien s'incliner à droite ou à gauche (pleurothotonos de πλευροθεν latéralement) ; ou enfin ce qui est le plus commun, le tronc est fortement étendu en arrière, et la tête est rétractée sur la nuque. Les diverses situations que présente le tétanique ne surviennent pas tout à coup, elles sont progressives, quelquefois rapides, toujours irrésistibles ; le malade affecté de tétanos se courbe invinciblement sous l'empire de cette affection jusqu'à ce qu'ayant atteint son summum de flexion, il reste, nouveau Prométhée, fixé par des liens indestructibles. Le malade reste impuissant à changer les positions que l'affection lui impose. Lorsqu'une personne ou une cause étrangère est assez forte pour surmonter la contraction tétanique, les membres se déplacent ; si on les abandonne à eux-mêmes, ils reviennent à leur situation première sans intelligence, et semblables à des ressorts mécaniques. — Les phénomènes de contractilité sont autres chez le cataleptique ; je m'empresse cependant d'ajouter que quelques uns de ces malades offrent une résistance assez considérable aux efforts de flexion ; néanmoins il est facile, dans ce cas , d'établir un diagnostic différentiel. Lorsque la contraction qu'oppose le cataleptique est surmontée, le membre reste dans la position nouvelle qu'on lui a donnée. Le tétanique revient au contraire à sa position primitive : on dirait que ses muscles ont acquis une élasticité physique en vertu de laquelle ils reviennent à cette position , quelque soit l'ampleur ou la variété des mouvemens qu'on leur a fait subir. L'histoire suivante nous donne un exemple de contractilité cataleptique tétaniforme.

OBSERVATION 27 (1). — « Une servante, âgée d'environ vingt et un ans, dont les règles étaient irrégulières depuis quelque temps, et qui était fort affligée par la mort d'un ami , se plaignait d'un mal de tête et d'estomac, et d'un malaise général ; elle prit en se couchant un peu de poudre de Gascoigne (composé d'absorbans et de diaphorétiques) pour se faire suer ; le lendemain on la trouva dans son lit sans aucun sentiment, mais sans froid, les membres assez raides et ne se prêtant pas aux mouvemens , mais gardant parfaitement toutes les attitudes qu'on leur faisait prendre, quelles qu'elles fussent ; elle n'avait aucun mouvement convulsif; la respiration était aisée, et le pouls faible. »

On peut encore tirer du pronostic lui-même une différence notable. *Convulsio si supervenial vulneri, le-*

(1) Reynell, *Transactions philosophiques*, n. 437.

thalis. (1). Ce pronostic si redoutable du père de la médecine, est surtout vrai du tétanos par cause interne, quoiqu'il ne l'ait appliqué qu'au tétanos traumatique. La catalepsie effrayante dans ses symptômes, n'est, en réalité, dépouillée de complication , qu'une affection bénigne , car elle n'est jamais mortelle.

4° *Coma.* — Tous les degrés avancés de l'assoupissement, tels que le carus et la léthargie, peuvent être rapprochés de la catalepsie sous certains rapports ; cependant ils en diffèrent essentiellement par les caractères puisés dans le système musculaire ; je veux parler de la liberté d'action des muscles, et de leur aptitude à conserver leur jeu dans toute l'étendue des mouvemens physiologiques, en même temps qu'ils présentent une résistance suffisante pour soutenir les membres dans les positions où ils sont placés. Si l'on essaie de soulever les membres d'un homme atteint de carus ou de léthargie , et qu'on les abandonne à eux-mêmes, on les voit tomber comme des corps inertes, sans soin, sans précaution : ils ne conservent jamais la position qu'on leur donne , lorsqu'on veut les soustraire aux lois ordinaires de la statique.

5° *Apoplexie.* — L'apoplexie , au point de vue symptomatique, n'est, en quelque sorte , que l'exagération du coma , du carus , etc. Comme dans les autres affections comateuses, les membres se trouvent dans une résolution, c'est-à-dire, dans un relachement complet. Or , ce signe suffit pour établir une différence fondamentale entre ces deux affections.

6° *Syncope.* — Cette affection consiste dans la ces-

(1) Hippocrate, *Aphorismes.*

sation subite et momentanée des contractions du cœur,
entraînant après elle la suspension des fonctions respiratoires et cérébrales. Cet état n'est que passager. Le
malade est d'une pâleur extrême, le pouls n'existe pas,
et les muscles sont dans le relâchement. — On ne trouve
rien de pareil dans la catalepsie.

7° *Hystérie*. — L'une des névroses qui présente le
spectacle le plus effrayant à l'observateur qui en voit une
attaque pour la première fois, est sans contredit l'hystérie. Véritable Protée de la pathologie, elle est variée
à l'infini dans ses formes. L'une d'elles est constituée
principalement par des altérations dynamiques qui portent sur la sensibilité et le mouvement des organes de
relation, et forme alors ce qu'on a appelé la stupeur hystérique. Cette forme seule peut permettre un rapprochement symptomatique avec la catalepsie ; par conséquent on doit établir un diagnostic différentiel entre
l'une et l'autre. Si la malade est prise de *convulsions*, de *cris* qui ressemblent quelquefois au hur-
lement des animaux, de suspension incomplète de
l'exercice des sens et de l'intelligence, d'étouffemens, de
sentimens de la boule hystérique, alors il n'y a plus de
confusion possible, car ces phénomènes diffèrent trop
complètement de ceux de la catalepsie. — Si nous allons
au contraire observer les phénomènes hystériques chez les
personnes à constitution robuste et vigoureuse, dont la
réaction est puissante et énergique, nous ne rencontrons
plus les formes vaporeuses légères, la mobilité nerveuse,
les spasmes passagers, mais bien ces symptômes graves,
qui retentissent sur l'organisme entier, s'attachent avec
une prédilection redoutable aux organes les plus impor-

tans , et qui jettent ainsi le malade dans un péril imminent en le plongeant dans un état comateux profond avec
rigidité dans les muscles de la vie animale. On voit alors la
malade privée complétement de l'usage de ses facultés
morales et intellectuelles, ses sens sont abolis ; ses sentimens sont suspendus, et les membres, soutenus par un
spasme rapproché du tétanos, conservent des positions
permanentes. Pour l'observateur que l'on placerait en
présence de la malade pendant un de ces accès, le diagnostic différentiel serait impossible , s'il ne pouvait remonter aux commémoratifs, et surtout si les muscles
étaient pris d'une véritable raideur cataleptique , ce qui
arrive rarement il est vrai, mais enfin qui arrive quelquefois. Le plus souvent la raideur que l'on observe est véritablement tétanique , c'est-à-dire , que les membres
déplacés reviennent à la position qu'ils occupaient primi-
tivement ; et de plus, elle est presque constamment interrompue de temps en temps par des soubresauts dans les
tendons, ou des grincemens de dents, ou même des mouvemens convulsifs variés. Ainsi, le bras soulevé et raide
est pris quelquefois dans son extrémité libre d'un petit
mouvement analogue à celui qu'on observe dans les
cordes de certains instrumens ; il oscille avec une rapidité surprenante; d'autres fois, les mouvemens sont lents,
les membres se contournent sur eux-mêmes avec énergie,
comme si la malade soulevait ou déplaçait de pesans fardeaux. Nul phénomène pareil ne se montre dans la catalepsie, et lorsqu'on les observe on peut affirmer que l'accès est hystérique. Dans quelques cas incertains, le doute
disparaîtrait bientôt si l'on apprenait que la malade est
sujette aux attaques de nerfs, qu'elle a éprouvé des affec-

tions morales vives ou profondes, qu'elle a été tourmentée par des chagrins d'amour, des revers de fortune, etc.,
qu'elle est vive, mobile, difficile à vivre, indomptable,
légère, étourdie, sensible à l'excès, pleurant ou riant, sou·
vent sans cause, etc. Je dis que dans ces cas on pourrait
diagnostiquer une hystérie. — On peut trouver réunis les
symptômes de l'hystérie et ceux de la catalepsie : cette
complication est la plus commune de celles de la catalepsie. Il ne faudrait pas s'obstiner à ne voir qu'une partie des
symptômes, vouloir faire abstraction de ceux d'une affection pour s'occuper de ceux de l'autre ; il faudrait diagnostiquer une catalepsie composée ou compliquée.

8° *Extase*. — Si nous examinons avec soin les phénomènes psychologiques qui conduisent à l'extase, nous
trouvons une série d'opérations qui élèvent l'homme peu
à peu et par degrés du rhythme normal au terme pathologique.

L'homme n'est jamais content de ce qu'il est ou de ce
qu'il possède. Ses passions insatiables pensent incessamment au lendemain ; aussi la pensée humaine, obéissant
instinctivement à de secrètes impulsions, se porte au-
devant des événemens à venir et des temps lointains, as-
pirant à les posséder ou à en jouir. Cette expansion de
l'intellect, cet élan de l'esprit au delà de la réalité actuelle, constitue une opération psychologique normale ;
ce n'est encore que l'ambition du cœur, l'espérance,
en un mot.

Si nous faisons un pas de plus, nous ne trouvons plus
les desirs, mais la réalité : je m'explique. L'homme qui
espère éprouve une certaine satisfaction, sentiment modéré par la volonté et le raisonnement. Au contraire,

celui qui s'abandonne à l'impulsion ne se trouve plus satisfait, il ne demande pas l'avenir, il le saisit en quelque
sorte, et déchire le voile de ses mystères pour y trouver,
ou mieux pour y créer sa propre destinée et en prendre
possession. L'ivresse, et surtout celle des orientaux, nous
donne une idée de ces transports. Les rêves d'amour, les
voluptés les plus pures, saisissent leur imagination brû-
lante et les plongent dans un paradis de délices. Puis
tout passe..., cet éclair de bonheur s'envole comme une
fumée. Que l'on dise, si l'on veut, qu'une aberration
frappe l'esprit, cela semble évident ; mais il n'y a pas
aliénation, car l'intelligence reste intacte au milieu même
de l'exercice irrégulier de ses fonctions, elle sait qu'elle
sort de la vérité, elle sent son égarement. A ce point,
l'homme ne possède plus ni la sagesse, ni la froide raison,
cependant il ne touche pas encore aux perturbations
mentales de l'extase.

A un degré plus élevé, l'intelligence franchit les bornes de sa propre volonté. Obéissant à l'impulsion d'un
desir qu'elle ne pourra jamais satisfaire, elle fait des efforts incessans pour y arriver. Sensations extérieures, besoins instinctifs, actes corporels, fonctions cérébrales de
relation, tout se tait. L'homme semble ne plus apparte-
nir à la terre ; l'imagination, déployant tout le luxe du
délire, entraîne le faible mortel dans les plus brûlans
transports. Un malade se crut transporté dans le ciel.
« Le trône de l'éternel est éblouissant de lumière, me di-
» sait-il ; — la musique des anges me ravit ; — les cieux
» resplendissent de gloire, etc. » Cet état constitue l'extase. Pour bien le comprendre, écoutons une extatique
célèbre qui a écrit avec soin tout ce qu'elle ressentait.

8

« On éprouve (1) une sorte de sommeil des puissances de
» l'âme, de l'entendement, de la mémoire, de la volonté,
» dans lequel, encore qu'elles ne soient pas entièrement
» assoupies, elles ne savent comment elles opèrent ; on
» éprouve une espèce de volupté qui ressemble à celle
» que pourrait sentir une personne agonisante ravie de
» mourir dans le sein de Dieu. L'âme ne sait alors ce
» qu'elle fait ; elle ignore même si elle parle ou si elle se
» tait ; si elle rit ou si elle pleure : c'est une heureuse
» *extravagance;* c'est une céleste *folie*, dans laquelle
» elle s'instruit de la véritable sagesse d'une manière qui
» la remplit d'une inconcevable consolation. Peu s'en
» faut qu'elle ne se sente alors entièrement défaillir; elle
» est comme évanouie; à peine peut-elle respirer; toutes
» les forces corporelles sont si affaiblies qu'il lui faudrait
» faire un grand effort, pour pouvoir seulement remuer
» les mains. Les yeux se ferment d'eux-mêmes, et s'ils
» demeurent ouverts, ils ne voient presque rien; ils ne
» sauraient lire quand ils le voudraient; ils connaissent
» bien que ce sont des lettres, mais ils ne peuvent pas
» les distinguer ni les assembler, parce que l'esprit n'agit
» point alors; et, si on parlait à cette personne, elle n'en-
» tendrait rien de ce qu'on lui dirait; elle tâcherait en
» vain de parler, parce qu'elle ne saurait ni former ni
» prononcer une seule parole. Toutes les forces extérieu-
» res l'abandonnent, et celles de son âme s'augmentent
» pour pouvoir mieux posséder la gloire dont elle jouit.»
Tels étaient les phénomènes qu'éprouvait sainte Thérèse.
Saint Paul fut ravi jusqu'au troisième ciel. «Aussi, dit-il,

(1) Vie de Sainte-Thérèse écrite par elle-même, *Traduction* d'Arnaud
d'Andilly.

» l'œil ne voit rien, l'oreille n'entend pas, et le cœur de
» l'homme ne peut se faire une idée du bonheur que Dieu
» prépare à ceux qui l'aiment. » Ces exemples sont remarquables et frappans : je n'ai d'autre intention en les
citant que celle de faire bien comprendre la marche de cette
affection. Si quelque dévot, sot ou méchant, jetait sur moi
quelques soupçons d'irréligion , je lui ferais la réponse
du vertueux Hoffmann : *Nec ad nos pertinent extaseos*
Pauli, sanctorumque ; si quidem de illis duntaxat lo-
quimur , quæ in morbosis corporibus fiunt.

Comparant ces labeurs d'intelligence avec la part d'action qu'elle prend dans la catalepsie, nous voyons surgir
tout d'abord une différence fondamentale. D'un côté, l'i-
magination qui s'échauffe et s'exalte et qui trouve en elle
les élémens de cette excitabilité morbide ; de l'autre, une
imagination froide et muette privée de tout travail intestin n'entretenant avec l'extérieur aucune relation sensible, ne conservant nul souvenir des événemens , en un
mot, subissant une sorte de paralysie éphémère. On peut
appuyer cette opinion sur le témoignage de saint Augus-
tin (1). *Jam illud multo est incredibilius, quod ple-*
rique fratres memoriâ recentissimâ experti sunt. Pres-
byter quidam fuit nomine Restitutus , in paroccià
calamensis ecclesiae , qui qvando ei placebat (roga-
batur autem ut hoc faceret ab eis qui mirabilem coram
scire cupiebant.) Ad imitatas quasi lamentantis cu-
juslibet hominis voces, ita se conferebat a sensibus ,
et jacebat simillimus mortuo ; ut non solum vellican-
tes atque pungentes minimè sentiret, sed aliquando

(1) Sanctus Augustinus, *De civit Dei*, lib. xII, c. 24.

*etiam igne ureretur admoto, sine ullo doloris sensu ,
nisi post modum ex vulnere ; non autem obtinendo,
sed non sentiendo non moveri corpus, eo probabetur
quod tanquam in defuncto nullus inveniebatur anhe-
litus ; hominum tamen voces, si clarius loquerentur,
tanquam de longinquo se audire posteà referebat* (1).

Cet extatique agissait quand il lui plaisait, à tel point
qu'il pouvait subir l'épreuve de l'accès d'extase, quand
les curieux venaient l'en prier. Il est une remarque importante à faire, c'est qu'il s'aidait de voix lamentables ,
et qu'il en faisait usage pour agir sur son intellect ; il
savait, pour ainsi dire, en mesurer l'influence. Sa sensibilité était presque soumise à sa volonté. A côté de ce
fait , et en opposition avec lui, je rapporterai le suivant
qui appartient à la catalepsie. C'est celui de ce soldat qui
fut insulté, et provoqué audacieusement par ses camarades (voy. obs. 9). Dans ce cas, le malade avait le plus
grand intérêt à éviter l'accès qui l'atteignait, car il avait
à tirer vengeance des humiliations qu'on lui avait fait
subir, ainsi que des coups dont on l'avait menacé. Les
facultés intellectuelles, bien loin d'amener par leurs forces seules et par ses propres ressources , cette affection

(1) Traduction. — Voici un fait bien plus incroyable qui s'est passé
depuis peu, et dont la plupart de nos frères ont été témoins : Il y avait un
prêtre de l'église de Calame, nommé Restitut, qui toutes les fois que bon lui
semblait, s'aliénait tellement l'esprit à certaine voix plaintive que l'on contre-
faisait, qu'il restait étendu par terre comme mort, et ne se sentait ni pincer,
ni piquer, ni même brûler. Or, pour montrer que son corps ne demeurait
ainsi immobile que parcequ'il était privé de tout sentiment, c'est qu'il n'avait
plus du tout de respiration non plus qu'un mort. Il disait néanmoins que
quand on parlait fort haut, il entendait comme des voix qui venaient de loin.
(Traduction française par deux hommes de lettres — 1818).

extraordinaire, n'avaient pas pu l'empêcher. D'un côté, l'âme puissante, énergique, crée un état morbide ; de l'autre, elle reste sans force, incapable d'empêcher le développement de l'affection cataleptique. Deux états aussi éloignés peuvent-ils être rapprochés au point de vue nosologique ? Je ne le pense pas.

L'invasion de l'accès diffère complètement dans ces deux affections. L'extatique ne perd que peu à peu l'usage de ses sens externes. Poursuivi par son idée favorite, il l'embrasse avec force, et à mesure que son imagination s'en occupe plus exclusivement, il est dépouillé, à son insu, de toutes les facultés qui le mettent en rapport avec le monde extérieur. Ce n'est que progressivement que son âme se concentre en elle, et ce n'est aussi que progressivement que les organes sont soustraits à son empire. Ce mouvement intérieur est favorisé par les jouissances matérielles qui permettent le sommeil des sens et ne manquent jamais aux extatiques. Les émotions tendres invitent l'âme à la réflexion douce et mélancolique, et, par conséquent, à l'extase, qui n'est quelquefois que l'exagération de cette réflexion.—Chez le cataleptique, rien de semblable ; frappé quelquefois, comme avec la foudre, tant est grande la rapidité de l'accès! Il perd subitement ses facultés instinctives, intellectuelles et morales ; il n'a ni le pouvoir ni le temps de se placer sur de moelleux coussins, ou au moins dans une position commode, comme il arrive ordinairement aux extatiques.

Au milieu de l'accès, l'extatique conserve une notion vague et confuse de son état physique, « toutes les for- » ces corporelles sont si affaiblies, qu'il faudrait faire un

» grand effort pour pouvoir remuer seulement la main
» (sainte Thérèse).» C'est le sentiment profond d'une
impuissance plutôt que l'impuissance de mouvoir ses
membres. Interrogez le cataleptique, sa volonté et son
intelligence ne sont plus à lui; il ne possède réellement
pas le pouvoir d'agiter ses membres; bien plus, il a perdu
jusqu'à la conscience de sa situation, il ne sait même pas
vouloir. Le point de vue moral et intellectuel me donne
encore raison, car, chez l'extatique, les facultés, par un
effort, qui a sa source dans le malade lui-même, les facultés, dis-je, se tendent outre mesure, et s'exaltent sans
contrainte. Le cataleptique, nous venons de le voir, reste
sans force, il est temporairement dépouillé de ses plus
nobles attributs : la conscience et la pensée. « Si, après
» une attaque, quelqu'un récite ce qu'il a pensé, il y a
» lieu de croire que c'est un fourbe (1). »

Il est bien vrai que dans l'extase, de même que dans
la catalepsie, il y a suspension des mouvemens musculaires, et que les malades, dans l'une comme dans l'autre affection, peuvent conserver la position qu'ils occupaient. Je le sais; cependant je soutiens qu'il y a ici
encore une grande différence. En effet, si l'on adopte
cette opinion que ce caractère suffit pour établir une similitude entre les deux maladies, il n'y a pas de raison
pour refuser le titre de cataleptique aux idiots, à certains maniaques, et surtout aux stupides, qui gardent,
avec opiniâtreté et immobilité, des poses souvent difficiles. Cette idée n'est venue à personne, la saine philosophie médicale en eût fait prompte justice. Il ne faut pas

(1) Tissot. — *Loco citato*, page 7.

oublier que les cataleptiques prennent toutes les positions qu'on leur donne, tandis que les extatiques ne
jouissent pas de la même faculté.

La terminaison des deux accès se fait quelquefois de
même. L'âme qui faisait on ne sait quoi au milieu de ce
pêle-mêle des facultés, reprend peu à peu ses droits de
souveraine, et rétablit graduellement son empire sur l'é-
conomie. Les sens reviennent un à un, leur exercice
libre recommence; les sentimens se dessinent, les facultés des divers ordres sortent de leur léthargie, et l'homme
est rendu de la sorte à son existence ordinaire, à sa vie
normale. Telle est la marche commune. Cependant la
catalepsie se termine quelquefois brusquement, ce qui
n'arrive jamais dans l'extase; mais ce caractère n'est pas
constant; je ne le donne donc pas comme distinction
fondamentale.

Dans toutes les maladies possibles, les caractères sont
plus ou moins tranchés, selon une multitude de circonstances. Chaque expression pathologique éprouve des
nuances multiples commandées par l'âge, le sexe, le
tempérament, les habitudes sociales, etc. La catalepsie
subit la loi commune; ce qui apporte parfois une grande
obscurité dans le diagnostic.

Chez certains individus, le ravissement extatique s'accompagne de symptômes de catalepsie.

Observation 28 (1). — « Une jeune fille, élevée dans les principes d'une piété austère, se livra de bonne heure aux pratiques
que lui commandait une religieuse ferveur. Entraînée par un

_____

(1) Je dois cette observation à l'obligeance de M. Jolly de l'Académie
de Médecine.

caractère mélancolique et doux, elle s'abandonna au quiétisme dans lequel son âme trouvait le bonheur. Assistant un jour à une messe, elle est prise d'un accès de catalepsie au moment où le prêtre élevait le calice : plus tard elle fut encore prise d'autres accès, et depuis elle ne put assister au saint sacrifice de la messe sans éprouver le même accident, toujours au même moment, c'est-à-dire à l'élévation. »

L'observation suivante, qui m'est personnelle, offre encore un exemple de cette complication :

OBSERVATION 29. — *Catalepsie compliquée d'extase, observée chez une dame atteinte de monomanie religieuse.*

Madame G..., âgée de 45 ans, a eu depuis son enfance un caractère mélancolique. Arrivée à l'âge de raison, elle embrassa avec ardeur les idées religieuses, qui n'ont fait que prendre, avec le temps, plus d'empire sur son esprit, et qui ont enfin dégénéré en *monomanie*. Des querelles, des chagrins domestiques unis à une prédisposition héréditaire, précédèrent et occasionnèrent l'invasion de cette maladie. Pendant son état de santé on remarquait chez elle une tendance aux rêveries ; souvent on la surprenait seule, retirée dans un coin, dans un état de béatitude, livrée uniquement à ses idées favorites. La fréquentation de plusieurs prêtres et surtout de son pasteur, en qui elle avait la plus aveugle confiance, ne fit qu'entretenir ses sentimens de piété. Enfin la raison céda, et le délire religieux parut accompagné d'une certaine faiblesse de l'intelligence. Ce fut alors qu'elle me fut confiée pour recevoir mes soins, conjointement avec ceux de M. le docteur Vallerand de la Fosse. Je ne veux pas suivre la marche de la monomanie, je ne citerai qu'un fait accessoire ayant trait à notre sujet. On avait envoyé cette dame avec sa bonne et d'autres malades, dans une chapelle du voisinage pour y entendre les vêpres. A peine arrivée, elle se mit à genoux, resta immobile et recueillie tant que dura l'office, ce qui édifia beaucoup les personnes qui l'avaient suivie ; lorsque les prières furent finies, on se leva pour sortir. Madame G…, indifférente à ce qui se passait autour d'elle, restait toujours dans la même position, les mains jointes, les yeux fixés au ciel. Les avertissemens réitérés de la domestique n'ayant pu la tirer de son extase, celle-ci la prit sous les bras, la souleva en l'air, et vit, non sans une grande surprise, les membres de la malade conserver la même position que si elle était à genoux. Effrayée de ce phénomène, elle laissa retomber sa maîtresse, ce qui n'amena aucun changement dans sa position première. On prit les mains de Mme G…, on les agita en différens sens, et toujours elles conservaient la dernière position qu'on leur donnait. A force d'excitation on la fit sortir de cet état d'extase : alors elle comprit qu'on voulait la conduire dehors. Elle partit donc, mais elle ne put parler que dix ou quinze minutes après l'office; on eût dit que l'impression extatique se prolongeait.

A côté de ces faits, je rappellerai celui de cette fille de Paris, qui, attaquée pendant plusieurs jours d'une catalepsie parfaite, s'éveillait après midi, écrivait avec son doigt le nom de *Dieu* sur son lit et retombait ensuite dans sa catalepsie (1).

Ces exemples, et d'autres analogues, ont paru suffisans à quelques auteurs pour établir une identité entre les deux maladies. Je ne vois là qu'une simple complication, une coïncidence et rien de plus. De ce qu'on observe à la fois, chez le même individu, un asthme avec une gastrite, une pleurésie et une fièvre intermittente, une aliénation mentale et une fracture, etc., est-on en droit de conclure que ces maladies sont identiques? C'est impossible ; on ferait une faute grossière de diagnostic.

Ces deux affections diffèrent par leurs causes, leurs

(1) Sauvages, *Nosologie méthodique*, page 411.

signes sensibles et cachés, le développement de ces signes, leur nature, leur disparition. L'une et l'autre ont
des lois différentes de pathogénie, de marche, de manifestation, de fin, qui établissent leur dissemblance, en les
caractérisant comme individus, quoique les rangeant dans
le même ordre.

Il me semble impossible, après la discussion que je
viens d'établir, de rattacher la catalepsie à aucune autre
maladie et particulièrement à l'extase, comme Pinel a
essayé de le faire, et moins encore à l'hystérie comme le
voulait Georget. Il ne pense pas avec celui-ci que la
forme des convulsions, cloniques dans l'hystérie et toni-
ques dans la catalepsie, soit « la principale et presque unique différence (1) », entre ces deux affections : les symptômes cérébraux les différencient plus radicalement.

J'ai cru devoir insister sur le diagnostic différentiel,
parce que des hommes très habiles ont confondu la catalepsie avec d'autres affections : et si l'on pense que Pinel,
Cullen, Rondelet, Georget et plusieurs autres sont tom-
bés dans cette erreur, on me pardonnera les détails dans
lesquels je suis entré.

(1) Georget, *Diction. de Méd.*, art. Catalepsie.

CHAPITRE VIII.

ANATOMIE PATHOLOGIQUE.

§ I.

L'anatomie pathologique, cette science des temps modernes, qui a rendu de si grands services à la médecine, s'est longtemps appliquée à chercher dans le système nerveux la raison de certains ordres de phénomènes que la physiologie disait découler des centres sensitifs. Longtemps elle s'est exercée à retrouver dans les pulpes ou les enveloppes de ces centres, le phénomène radical, matériel, étiologique des mille nuances symptomatiques sensibles des affections mentales. Les résultats n'ont pas toujours répondu à l'attente; les succès, à l'importance des travaux. Voyons cependant les données de l'observation des anatomo-pathologistes.

Tous ceux qui, le scalpel à la main, ont cherché dans le cadavre les lésions propres à expliquer la catalepsie, ont étudié avec soin les modifications du cerveau, et presque tous, ont signalé des altérations pathologiques.

Ces altérations portent sur la substance même du cerveau, ou sur ses enveloppes, sur les méninges.

ALTÉRATION DES PARENCHYMES.

§ II.

De toutes les altérations, la plus fréquente, sans contredit, est l'hydropisie du cerveau. Tous ceux qui ont
fait des nécropsies de cataleptiques, ont noté une sérosité abondante, infiltrée dans les mailles du parenchyme
cérébral. Hollerius, Van-Swieten, Georget, Hoffmann,
Henr. Ab. Heers, etc., ont noté cette particularité. Tous
ne sont pas d'accord sur la quantité de l'épanchement
séreux, son siége, son étendue, mais tous sont unanimes
sur ce fait que le cerveau des cataleptiques présente une
augmentation de sérosité. Chez quelques-uns, on la trouvait épanchée dans les ventricules ; chez d'autres, elle
pénétrait les tissus propres du cerveau, était infiltrée
dans les interstices capillaires de cet organe, de manière
qu'en le coupant par tranches, on trouvait la substance
cérébrale imbue dans toute son épaisseur de cette même
sérosité. Cette hydropisie était partielle, elle avait presque constamment son siége à la partie inférieure et postérieure du cerveau proprement dit, ou bien dans le
cervelet.

Quelle signification doit-on donner à ces faits ? Aucune. La nature de l'infiltration, le siége de la lésion anatomique, sont autant de circonstances qui s'élèvent contre
toute conclusion rigoureuse tendant à établir une relation de cause entre le trouble anatomo-pathologique et
l'affection qui nous occupe.— *Nature de l'infiltration.*
On sait qu'elle n'est, le plus souvent, que le symptôme
d'une autre lésion ; les travaux des anatomistes modernes

et ceux de M. Bouillaud en particulier, ont fait connaître avec précision, qu'un grand nombre d'hydropisies abdominales étaient dues à l'oblitération accidentelle du système veineux. Ce fait, démontré avec évidence, peut très bien se répéter pour le cerveau comme pour tous les organes sans exception ; car tous ont des rapports avec le système veineux. D'autres causes encore peuvent donner naissance à ce signe : ainsi, au lieu de rechercher les causes de la catalepsie dans ce symptôme, il faudrait aller plus loin chercher d'autres rapports étiologiques. Supposons même que cette hydropisie soit protopatique, serait-ce une preuve qu'elle est la véritable cause de la catalepsie ? Je ne le pense pas. Cette accumulation de liquide se rencontre non seulement dans la catalepsie, mais encore dans toutes les maladies mentales (je ne dis pas dans le cerveau de tous les aliénés), dans le délire aigu le plus intense, comme dans l'idiotisme le plus complet ; dans la manie aigue, comme dans la paralysie générale avec démence, etc. On le rencontre dans plusieurs affections des poumons ou du cœur, qui entravent la circulation cérébrale ; dans plusieurs asphyxies, dans certaines formes symptomatiques morbides qui se terminent par des phénomènes cérébraux ultimes rapidement mortels : c'est-à-dire qu'il peut être occasionné par des affections diverses ayant leur point de départ dans presque tous les points de l'économie animale. Or, un symptôme quel qu'il soit, qui se lie, par sa nature, à plusieurs affections, n'est véritablement pathognomonique de ni l'une ni l'autre de ces affections ; et l'accumulation de sérosité dans les mailles du cerveau ou dans ses cavités, est précisément dans ce cas.

Siége de l'infiltration. — La partie inférieure et postérieure du cerveau, selon les uns; le cervelet lui-même,
selon d'autres, sont le lieu d'élection de cette hydropisie.
Rarement elle s'étend à la masse entière des centres nerveux. S'il est une affection générale du cerveau, s'il est
une affection qui occupe l'universalité des aptitudes de
cet organe, c'est, sans contredit, la catalepsie : elle embrasse les fonctions intellectuelles, les impulsions morales, les instincts, les sentimens, les sensations, la sensibilité qu'elle anéantit et les mouvemens qu'elle modifie.
Il faut nécessairement que l'étendue de la lésion organique corresponde à l'étendue de la lésion fonctionnelle :
si les désordres physiques ne portent que sur un point
de l'ensemble de la masse nerveuse intra-crânienne, on
ne peut, sans légèreté, regarder cette lésion circonscrite,
comme le caractère anatomique de la catalepsie. On
pourra peut-être se rejeter sur les sympathies : il est facile de s'appuyer sur une condition aussi obscure, mais
on ne gagne pas beaucoup, parce que la catalepsie peut
exister sans lésion cérébrale appréciable : d'où il suit
qu'il faudrait aller chercher les sympathies un peu loin,
dans les modifications organiques de l'estomac, dans la
présence des vers intestinaux, ce qui n'est pas bien démontré, et ce qui, en définitive, serait implicitement l'a-
veu que l'accumulation de la sérosité dans les appareils
cérébraux n'est pas la cause de la catalepsie. Telle est
aussi mon opinion, je n'ai pas la prétention de démontrer autre chose.

Nous venons de voir que le caractère anatomique le
plus fréquent ne peut être regardé comme cause immédiate. A mesure que nous observerons d'autres altéra-

tions ou plus rares ou plus fugaces, nous nous écarterons d'autant plus de la véritable cause, et les raisonnemens que je viens de faire auront acquis une plus grande force.

Boerhaave nous apprend que la dissection lui a fait voir les artères et les viscères du cerveau fortement gonflés par un sang épais et dense (1). Je n'ai pas à parler longuement de l'état de ces organes et du sang qu'ils contiennent. Ces faits ont été trop rares, on les a rencontrés si peu chez les cataleptiques, on les a observés si souvent dans d'autres affections cérébrales que l'on ne peut, sans une trop grande facilité, les rattacher à un symptôme particulier comme point de départ et comme origine. La quantité de sang trouvée dans les veines a été signalée par plusieurs auteurs, parmi lesquels se trouvent Boerhaave. D'autre part, Hollerius raconte avoir vu, dans deux cas, le sinus longitudinal supérieur rempli de sang épais. Ces faits, je le répète encore, sont insuffisans pour fonder une théorie.

Henr. Ab. Heers a trouvé un véritable ramollissement de la base du cerveau, tandis que la partie antérieure avait acquis un degré plus considérable de dureté; je parle d'une densité portée au delà de celle de l'état normal de l'organe. Fr. Hoffmann, qui rapporte l'opinion de cet écrivain s'exprime en ces termes : *In tali subjecto, cerebrum in anteriori parte durum, in basi mollius ac humidius ; nervorum verò origines sic cissimas et solitò graciliores deprehendit.*

Aetius a avancé qu'une grande quantité de sang rem-

---

(1) Voyez. — Aphorisme 1041.

plissait le cerveau des cataleptiques. Cette observation, fort incomplète, a été adoptée par plusieurs écrivains modernes qui croyaient que le sang était la cause de presque toutes les affections. Georget, tout en avouant que les lésions anatomiques n'ont pu expliquer les phénomènes de la catalepsie, partage cependant l'opinion des physiologistes et soutient que l'explication de Petetin de Lyon est la plus satisfaisante. (Ce médecin attribue la catalepsie à une irritation cérébrale entretenue par l'engorgement habituel des vaisseaux de cet organe.) Van-Swieten, à une époque plus reculée, s'était engagé dans une explication pareille, à laquelle il avait été amené par l'analogie et le raisonnement. Il avait connu une jeune fille à laquelle il survenait, à chaque époque menstruelle et deux jours avant l'éruption des règles, une tumeur de la grosseur d'un œuf de poule. Cette tumeur qui avait son siège à l'occipital, disparaissait aussitôt après l'éruption du flux menstruel, sans laisser de traces apparentes. D'où il concluait que cette congestion pouvait se faire à l'intérieur aussi facilement qu'à la périphérie crânienne. J'ai observé un fait presque pareil à celui de Van-Swieten.

OBSERVATION 30. — Une dame atteinte d'un accès de délire maniaque qui dura plusieurs mois, fut en même temps soumise à une aménorrhée complète. Lorsqu'elle entra en convalescence, elle reprit peu-à-peu la fraîcheur, l'embonpoint et les habitudes de la santé, les règles reparurent. A plusieurs reprises elle se plaignit à moi, de douleurs à la nuque. Comme elle avait eu de fréquentes hallucinations, qu'elle avait entendu et qu'elle entendait encore de temps en temps des *craquements* dans ses cheveux, je crus avoir affaire à une nouvelle forme d'hallucination. Deux ou trois jours avant l'époque suivante, elle me rappela que ses douleurs avaient reparu. Je la fis découvrir, et à mon grand étonnement, je vis la nuque rouge et avec gonflement œdémateux léger jusqu'à la bosse occipitale. L'intelligence était alors complète ; elle m'annonça que la rougeur, la douleur et le gonflement disparaîtraient le premier ou plus probablement le deuxième jour de l'apparition des règles. Elle ajouta que ce phénomène lui était habituel dans son état de santé ; son pronostic se vérifia à la lettre.

Après une telle observation , je fus plus sobre de déductions que Van Swieten. En effet, que prouve le fait de cet auteur, ainsi que le mien? Rien , sinon l'existence d'une congestion vers le tégument extérieur du crâne, à la région du cervelet. Que l'on tire, si l'on veut, la conclusion de la possibilité d'une congestion semblable dans l'intérieur du cerveau ; aura-t-on fourni la preuve de cette congestion ? Non , sans doute. Et alors même que l'on aurait démontré avec la dernière évidence que ce raptus sanguin a lieu , comme on le présume , serait-on autorisé à croire qu'il est la cause déterminante de la catalepsie ? C'est ce que je mets en doute et qu'il faudrait démontrer.

ALTÉRATION DES MÉNINGES.

§ III.

Je sais une seule observation dans laquelle l'état des méninges a été signalé. On constata l'existence de deux corps particuliers gros comme des pois : ces deux corps étaient blancs, placés de chaque côté du sinus longitudinal, et avaient tracé deux enfoncemens considérables au dedans des deux pariétaux. Après avoir raconté cette découverte, les anatomistes ne furent pas, je crois, assez réservés dans leur conclusion, car de l'existence de ces corps et de la présence de sérosité dans tout le tissu cérébral, ils conclurent d'emblée que le sujet était *épileptique et cataleptique tout ensemble*. Du reste, voici l'observation :

OBSERVATION 31ᵉ (1).— « Guillaume Bousquet, de Cavissou, diocèse de Rhodez, âgé de 55 à 6o ans, après avoir essuyé plusieurs chagrins domestiques, tomba malade le 25 avril dernier; il entra à l'hôpital où il fut saigné deux fois et purgé une, dans l'espace de cinq à six jours sans aucun succès.

Ayant ordonné de lui administrer les sacremens le trois mai, M. le curé ne put en tirer aucune parole; ce qui m'obligea, le lendemain, de l'examiner avec plus d'attention. J'eus beau l'appeler par son nom, le pincer, lui tordre les doigts, lui arracher les cheveux, il ne donna aucun signe de sentiment; tous les membres étaient souples, et je le croyais apoplectique, lorsque m'avisant de lui relever le bras, je fus agréablement surpris de le voir rester constamment dans cette situation; je levai les bras et les cuisses avec la même facilité; ces parties restèrent élevées avec le bras et le tronc que j'avais fléchi, de manière que toute la machine n'appuyait que sur le fondement. J'ordonnai qu'on le levât du lit pour savoir s'il marcherait; on le mit debout, je levai ses bras tout-à-fait haut, et le poussant par derrière, je l'obligeai à faire un pas tantôt d'un côté, tantôt de l'autre, suivant la manière dont on le poussait. Le bruit s'en étant répandu dans la ville, on y accourut de toutes parts, et chacun l'examinant à son gré, suivant les préventions particulières, on ne convenait pas de la flexibilité des membres du malade; les uns soutenaient qu'ils étaient en convulsions, les autres les trouvaient souples, et quelques uns tenaient un mi-

_____

(1) *Bibliothèque de Médecine de* Planque, tome III, page 270.

lieu. Ce qui va sans doute vous surprendre, Monsieur, c'est qu'ils avaient tous raison : je revins à l'hôpital deux heures après ma visite, et j'observai que la mâchoire inférieure était en convulsion, de manière qu'on n'avait pu lui faire avaler ni un bouillon ni la potion émétique que je lui avais ordonnée; je trouvai dans ce moment un peu de résistance à mouvoir les cuisses du malade dont les bras étaient restés assez souples; je m'en retournai fort mécontent de mon observation par rapport à l'hypothèse que je m'étais formée ci-devant : je n'osais nier que ce fût un véritable cataleptique. Cependant, ne pouvant lui faire prendre aucun remède par la bouche, je me retranchai aux lavemens avec l'émétique trouble et aux ventouses scarifiées. Le malade resta dans cet état pendant 24 heures, au bout desquelles il commença à sentir et à prononcer quelques paroles. On continuait, cependant, de lui remuer les membres avec violence jusqu'à le fatiguer; ainsi on ne put pas bien s'assurer s'il se ressouvenait de ce qui s'était passé hors de l'accident; il resta hébêté d'une manière à ne pouvoir tirer aucune conséquence juste de ses raisonnemens. Il mourut le neuf de mai, vers les trois à quatre heures du matin, et son cadavre fut ouvert l'après midi par M. de la Peyronnie, en présence de M. Vieussens. Nous trouvâmes deux corps glanduleux, de la grosseur d'un gros pois, sur la dure-mère, des deux côtés du sinus longitudinal; ces corps glanduleux avaient tracé deux enfoncemens considérables au-dedans des deux pariétaux, et tout le tissu intérieur du cerveau était imbu d'une sérosité étrangère, par où je fus pleinenement convaincu que ce malade était épileptique et cataleptique tout ensemble, mais que la catalepsie tenait le dessus. »

L'opinion de ces anatomistes relativement à la production de la catalepsie, est erronée. Les corps glanduleux dont parlent Lapeyronie et Vieussens existent normalement dans l'économie. Rares dans l'enfance, fréquens dans l'âge mûr, ils manquent rarement dans la vieillesse.

Placés ordinairement sur les côtés du sinus longitudinal
supérieur, ils s'y développent en nombre variable, et acquièrent un volume qui n'a rien de fixe, mais qui ne
dépasse généralement pas celui d'une petite noisette. Leur
accroissement lent et graduel établit un point de compression permanente, et par suite une sorte d'irritation
d'où naît un déplacement des lames osseuses, qui se
moulent sur ces productions molles, et de là ces dépres-
sions irrégulières si fréquentes à la surface interne du
crâne des vieillards. Ces granulations observées par
Ruysch, Haller et Paccioni, qui leur a donné son nom,
ne se lient à aucun appareil symptomatique morbide
connu, et n'ont pas de fonctions appréciables, quoique
Paccioni les ait décorées du nom de glandes. Ces corpuscules existent si souvent, que M. le professeur Cruveil-
hier les place parmi les productions normales : « leur
fréquence est telle, dit-il, qu'ils ne sauraient être rangés parmi les productions morbides. » Je les ai,
pour mon propre compte, constamment rencontrés
dans les têtes d'adultes que j'ai disséquées. Il est
impossible de les ranger avec Chaussier parmi les productions accidentelles. Si l'existence de ces corpuscules
tenait à la catalepsie comme l'hépatisation rouge ou
grise appartient à la pneumonie, on devrait la rencontrer dans tous les cas de catalepsie, ce qui n'a pas lieu ;
on ne devrait pas la rencontrer sans catalepsie, ce qui
est au contraire très fréquent. Il faut donc repousser
l'opinion des deux anatomistes que je viens de citer, et
qui consiste à rattacher les symptômes cataleptiques aux
deux corps blancs qu'ils trouvèrent à l'ouverture de
Guillaume Bousquet.

§ IV.

Toutes les altérations de l'appareil cérébral signalées par les auteurs ne peuvent expliquer la catalepsie. Aucune d'elles ne peut répondre au fait de l'intermittence de cette affection ; celles que l'on a trouvées étaient permanentes et devaient avoir des effets permanens ; l'esprit peut difficilement concevoir un autre résultat. Resterait, il est vrai, l'hypothèse de Van-Swieten, d'une congestion à époques éloignées, mais susceptible de se renouveler plus fréquemment par certaines modifications inconnues. Cette hypothèse vague, ne repose pas sur des faits ; elle est inadmissible. J'ajoute que dans certains cas de catalepsie, et particulièrement dans celui observé par M. Rostan, à la Salpétrière, l'on n'a trouvé aucune altération de cerveau. Je sais, et ce savant médecin l'avoue lui-même, qu'un seul cas négatif n'est pas une preuve suffisante, et que certaines lésions auraient pu lui échapper. Cependant il faut tenir compte de l'opinion d'un homme éclairé, surtout quand elle vient à l'appui de faits incertains. Dans ce cas, l'homme impartial doit au moins rester dans le doute.

Je repousse les explications qui s'appuyent sur les traces de désorganisation matérielle du cerveau ; j'ai détruit la valeur que l'on avait assignée à chaque altération, et je crois que l'on peut appliquer à la catalepsie ce que M. Lélut disait du délire aigu : « Ce qu'il y a de sûr, c'est que maintenant au moins, nous n'avons pas idée de ce qui constitue matériellement cet état d'irritation du cerveau qui fait délirer, et qui tue sans laisser de traces après la mort. » (1).

Quoique nous n'ayons pu, jusqu'à présent, déterminer les véritables causes organiques de la catalepsie, il ne faut pas croire qu'on ne les découvrira jamais. Cette cause nous restera cachée, tant que l'anatomie normale ne nous aura pas fait connaître les dispositions fibrillaires du cerveau, tant que l'anatomie pathologique n'aura pas su reconnaître l'action des causes extérieures et particulières des agens impondérables sur l'organisation cérébrale, tant que la physiologie et la métaphysique ne nous auront dévoilé les conditions de manifestation de l'intelligence, tant qu'elles ne nous auront pas enseigné cette grande loi prise en haute considération par toutes les philosophies, et si bien sentie par l'apôtre saint Paul, je veux dire la loi de la pensée. *Video aliam legem in membris repugnantem legi mentis meæ*, disait-il, mais il ne sut aller au-delà de la constatation du fait. — Poser de telles bornes, s'élever à de telles exigences, c'est presque demander l'impossible : cependant ce n'est qu'à ce prix qu'on atteindra cette détermination difficile.

_____

(1) Voyez F. Lélut, Inductions sur la valeur des altérations de l'encéphale dans le délire aigu et la folie. — Paris, 1836.

CHAPITRE IX.

PRONOSTIC DE LA CATALEPSIE.

Les écrivains qui ont parlé de la catalepsie, n'ont pas envisagé la question du pronostic sous un même point de vue, et sont arrivés à des conclusions complètement différentes ; les uns, regardant cette affection comme légère, peu importante ; les autres, au contraire, y attachant le pronostic le plus grave et le plus funeste. Mangoldt, par exemple, pense que le malade court un grand danger à cause de la lésion des fonctions cérébrales ; il ajoute ensuite que l'on doit porter remède sur-le-champ, sans quoi les malades périssent comme frappés de stupidité, et épuisés par le froid. (1).

Pour se rendre exactement compte de la gravité de la catalepsie, il faut établir des distinctions. Elles sont relatives à l'âge du sujet malade, aux affections qui accompagnent la catalepsie, et surtout à la nature de la catalepsie elle-même.

1° La question d'âge est basée sur des données physiologiques et sur des faits cliniques. Lorsque la catalep-

(1) Voyez Mangoldt. — Loc. cit. § 13.

sie survient chez des sujets jeunes, d'une bonne santé, n'ayant pas encore atteint l'âge de la puberté, on peut dire que la maladie se montre sous les meilleurs auspices, et qu'elle se trouve dans les conditions les plus favorables à la guérison. Ces espérances se fondent, comme je le disais tout à l'heure, sur les lois de la physiologie. Si l'on veut se rendre raison de cette amélioration de santé, il faut se rappeler ce qui se passe dans le développement physiologique de la puberté, ou mieux de la nubilité. Les phénomènes qui surviennent, résultats du mouvement organique qui saisit l'être humain au milieu de son développement, le transforment en quelque sorte en un être nouveau, pour le compléter et le faire homme. Une modification profonde pénètre tout l'organisme ; les fonctions physiologiques reçoivent presque toutes une impulsion nouvelle ; les dispositions morbides ou idiosyncrasies qui ne sont que des aptitudes à subir telles ou telles influences, de même que les maladies caractérisées subissent presque toutes les conséquences de ce changement universel. La catalepsie, comme le plus grand nombre des maladies cérébrales, participe à ce changement ; nonseulement elle se modifie, ordinairement elle disparaît. (Voy. obs. 26).

Lorsque la catalepsie accompagne une autre affection, et que, tardive, elle vient entraver une maladie préexistante, on doit mal augurer de cette fatale complication. La catalepsie se trouve toujours alors avec des affections graves et ordinairement à la période avancée de ces affections. Hâte-t-elle la marche funeste de l'état morbide en s'ajoutant à lui purement et simplement ? ou bien occasionne-t-elle une dépression des forces nerveuses in-

compatibles avec la vie ? Comment agit-elle ? Je l'ignore.
Il n'est pas moins vrai que le pronostic sera grave et
fâcheux, quand on verra survenir la catalepsie au milieu
ou vers la fin des fièvres typhoïdes, des affections aiguës, etc. Si je ne craignais de faire des distinctions
trop subtiles, je dirais que la catalepsie, dans certains cas,
forme la complication. Dans d'autres cas, au contraire,
cette maladie est la plus saillante, c'est elle qui détermine
l'espèce pathologique, et celles qui l'accompagnent deviennent accessoires. Ici le pronostic varie comme la
nature et le pronostic de la maladie additionnés à la catalepsie. La complication de fièvre intermittente est peut-
être la moins fâcheuse ; celle de l'hystérie est plus grave,
parce qu'elle entrave soit la marche, soit les effets du
traitement. La plus grave de toutes est celle d'affections
cérébrales profondes, telles que l'hypocondrie, la manie
sous ses diverses formes, et par dessus tout l'idiotisme et
la démence, parce que la maladie est incurable. Ce pronostic funeste a été indiqué par les hommes qui se sont
occupés spécialement de la pathologie du cerveau ; il repose sur cette loi générale : que *les affections mentales
compliquées de trouble ou de perversion dans les
mouvemens sont incurables.*

3° Il ne faut pas oublier que la gravité du pronostic
dans les divers exemples de complication que je viens de
citer, ne porte que sur la curabilité de l'affection. Or, si
nous envisageons la catalepsie en elle-même, abstraction
faite de ses complications, c'est-à-dire la catalepsie simple, le pronostic change entièrement de nature. La maladie, au lieu d'être redoutable, est presque bénigne. En
effet, les attaques sont sans douleur, le malade n'en a

pas la conscience. Envisagée en elle-même, la catalepsie n'est pas plus redoutable et ne présente aucune chance fâcheuse.

S'il n'y a pas de prédisposition, on ne doit pas redouter les complications dont je parlais tout à l'heure, car rien ne prouve que la catalepsie puisse créer une idiosyncrasie nécessaire au développement primitif ou ultérieur des affections qui l'accompagnent. Néanmoins ces complications arrivent, mais je soutiens qu'elles ne relèvent pas de la catalepsie comme cause.

Il est une considération que je ne puis passer sous silence. La catalepsie est-elle due aux mêmes modifications essentielles que les affections cérébrales, manie, hystérie, hypocondrie, etc.? Ne serait-elle qu'une manière d'être extérieure, symptomatique, différente, mais reconnaissant comme cause un principe identique et seul? Cette distinction de forme ne serait-elle qu'apparente et due seulement à un degré variable d'intensité de la cause? C'est là un point délicat de doctrine sur lequel je n'hésite pas à me prononcer. Si l'on se rappelle, en effet, l'état normal des cataleptiques avant leur maladie, si l'on envisage le nombre des complications, si l'on tient compte surtout de la nature des complications les plus ordinaires, on sera tenté de croire qu'il y a entre les phénomènes des maladies mentales et la catalepsie, plus qu'une coïncidence due au hasard ; qu'il y a entre l'une et l'autre une corrélation nécessaire, un principe de liaison intime. Les idées que j'énonce ici relativement à la cause première de la catalepsie, ne détruisent point l'opinion bien arrêtée de l'indépendance de cette affection et de son existence en tant qu'espèce ; parce que les nosologis-

tes n'établissent point l'identité des deux maladies sur
une identité de cause. Cette doctrine conduirait aux
idées les plus absurdes.

Cela posé, je peux actuellement, reprenant mon sujet, dire que le pronostic de la catalepsie est d'une certaine gravité ; et je me fonde, non sur la maladie elle-
même, mais sur ce qu'elle constitue l'une des manifestations
d'une cause morbide, qui menace incessamment de se
faire jour dans l'organisme, et de se montrer avec l'appareil formidable d'une affection voisine. Le médecin
devant un cataleptique, aura plus à s'inquiéter de ce
qui peut surgir d'un principe morbide intime, que de la
phase symptomatique actuelle. Je le répète encore un
coup, le danger né provient que des accidens qui peuvent naître de la catalepsie ou s'ajouter à elle, soit accidentellement, soit comme conséquence du développement
nécessaire et fatal du principe morbide d'où découle la
catalepsie. — En résumé, le pronostic sera peu redoutable, tant que les attaques seront éloignées, courtes
chez des sujets plus jeunes, ce qui donne plus d'espoir
au thérapeutiste. Il sera au contraire d'un funeste au-
gure, quand cette affection se trouvera mêlée à des états
pathologiques graves, tels que les fièvres thyphoïdes, les
affections comateuses profondes, etc., car alors elle annonce une mort imminente. « Un magistrat outragé pendant l'exercice de ses fonctions, resta immobile d'indignation, et tomba ensuite dans un état d'apoplexie
mortelle. » (1).

(1) Voyez. — Pinel.

CHAPITRE X.

—

CAUSES.

§ I.

Je place seulement ici l'étude des causes, suivant ainsi une marche différente de celle des pathologistes modernes; mais il me semble plus rationel et plus philosophique de ne remonter aux causes qu'après avoir étudié et connu l'affection dont on s'occupe.

Trouver la cause d'une maladie est souvent découvrir le point capital de son histoire; l'appréciation des symptômes, et surtout le traitement découlant de cette connaissance. L'étiologie est cependant fort obscure dans nombre de cas. En effet, les maladies n'ont pas toujours avec des causes connues une relation directe et infaillible, comme les fièvres intermittentes avec les émanations végétales. Plusieurs d'entre elles sont rapportées par les pathologistes à une cause unique, ou bien plusieurs causes sont attribuées à la même affection, ce qui jette dans la pathogénie une obscurité difficile à détruire. Les écrivains qui parlent de la catalepsie sont unanimes sur ce point qu'elle a son siége dans les appareils nerveux; mais tous ne sont pas d'accord sur la nature de la lésion, et moins encore sur les causes de cette lésion. Cette divergence d'opinions sur un des points essentiels de la question, vient des idées théoriques que l'on s'est faites sur cet état maladif. Plusieurs ordres de causes ont été signalés comme source des accidens pathologiques de la catalepsie ; plusieurs divisions ont été adoptées pour classer ces causes et en faciliter l'étude ; on peut les ramener à deux ordres : *prédisposantes et excitantes*.

CAUSES PRÉDISPOSANTES.

§ II.

Dans cette catégorie on trouve certaines causes signalées par les médecins du moyen–âge, causes auxquelles ils attachaient une grande importance, et qui sont incompréhensibles de nos jours, tant ont changé les idées médicales ! je veux parler de ces altérations obscures et inconnues des humeurs de l'économie, que l'antique humorisme s'était plu à multiplier et à doter de propriétés plus ou moins merveilleuses. Fernel, par exemple, nous parle d'une intempérie simple, désignant par cette épithète, un état opposé à d'autres intempéries qui se compliquent du vice des humeurs, et qui donnent naissance à d'autres affections voisines, telles que la paralysie, etc. — Mangoldt attribuait la catalepsie à des humeurs et vapeurs mélancoliques seules ou mélangées ; — Masseria (1) à la bile noire ; Fernel (2) et Dodonec à la pituite coagulée au milieu du sang ; Sennert au suc mélancoli-

(1) Masseria. — Prax, livre ɪ, pag. 587.
(2) Fernel. — *Pathologie*, Livre v. C. 2

que ; Schilling (1) au sang ; F. Hoffmann à une humeur épaisse , mélancolique stagnant à la base du cerveau et surtout dans les méninges. — J. G. Elock (2) qui a eu, sur cette affection, des idées si justes , paya tribut aux théories de son temps en attribuant cette maladie à une lymphe acrimonieuse ou glutineuse qui détruit les méninges formées de fébrilles parcourues par les esprits animaux. Ces altérations n'ont jamais pu être démontrées, et jamais, par conséquent, on n'a pu établir de liaisons entre elle et leurs prétendus effets , c'est-à-dire , les modifications morbides de l'affection cataleptique.

Le froid. — Pour ceux qui croient que la congélation est la même chose que la maladie , le froid est placé au premier rang des causes prédisposantes et surtout des causes occasionnelles. Le temps sec et froid (Mangoldt); l'air des montagnes (Hoffmann); les températures basses et humides ; l'air chargé de nébulosités (Schilling); sont regardés comme les causes les plus puissantes. Tissot nie l'action du froid ; je partage son opinion. Les divers exemples de catalepsies, cités par les auteurs, ne peuvent être rattachés à cette cause. Les rapprochemens , tentés entre cette maladie et les accidens produits par le froid , ne reposaient que sur des erreurs de diagnostic que l'on ne peut plus commettre aujourd'hui.

Les saisons sont sans influence sur la catalepsie. Quelques-uns ont avancé que cette affection était plus fréquente en hiver ; d'autres, qu'elle l'était davantage en

(1) Schilling,— *Dissert. inauguralis medica proponens œgrum ex amore catalepticum factum,* in-4. — 1676.

(2) J.-G. Elock. — *Catalepsis-épileptica.* Th 1640.

été. Les premiers sont les partisans de la théorie de la congélation, les seconds pensent qu'il y a congestion sanguine vers le cerveau, occasionnée par des conditions météorologiques des saisons chaudes. Ces deux opinions sont erronées.

L'âge n'est pour rien dans la production des phénomènes cataleptiques. L'enfance n'est pas plus exempte que la vieillesse de cette maladie. J'ai cité l'exemple d'une fille de 5 ans (obs. 1.) Celui d'une autre fille de 9 ans (obs. 8.) Le plus grand nombre des autres malades avaient dépassé l'adolescence. Cette affection est rare chez les vieillards.

La position sociale. — Je n'ai pu découvrir aucun lien entre la catalepsie et la modification qu'imprimait, à l'individu, les habitudes et les mœurs. Parmi les malades dont l'histoire se trouve consignée dans les recueils, on rencontre des artisans, des soldats, des gens de qualités, des magistrats, des ouvriers, etc.; les uns riches, le plus grand nombre pauvres. A cette dernière classe appartient la fille que j'ai observée à l'hôpital de la Charité (obs. 23.)

Sexe. — Des écrivains fort recommandables ont pensé que le sexe féminin était une prédisposition particulière à la catalepsie. Ils pensaient que l'irritabilité nerveuse plus généralement attachée à ce sexe devait être un champ fécond pour les aptitudes et les causes morbides. Les nuances de sensibilité exquise que la nature a départies à la femme sont pour elle l'occasion d'une multitude de souffrances que l'on désigne sous le nom de maux de nerfs; mais la catalepsie liée accidentellement aux formes de l'hystérie est tout-à-fait différente de ces

états maladifs parfois si cruels : elle a une physionomie
a elle, une nature qui lui est propre, et qui la met à distance de toutes les autres affections; elle s'attache à l'organisme d'une manière complète, à la façon des hauts
spasmes parmi lesquels elle se range, et surtout, elle y
conserve une existence séparée. Il ne faut donc pas conclure trop vite que l'idiosyncrasie nerveuse, que le tempérament nerveux sont plus propres à développer la catalepsie. Le raisonnement conduirait à une conviction
contraire. En effet, les hauts spasmes atteignent–ils les
femmes faibles et délicates, celles qui sont irritables et
nerveuses, celles qui sont sensibles et faciles à émouvoir?
rarement. On les rencontre le plus souvent chez les hommes vigoureux, à système musculaire développé, à émotions difficiles mais profondes, ainsi que chez ces femmes
à constitution masculine, *habitu corporis ad viragines
accedente* (Sydenham), et ne possédant presque aucun
des attributs de leur sexe. Cette prédilection pour les sujets énergiques et forts devrait porter à croire que les
femmes qui présentent généralement des conditions in-
verses ne pourront pas être atteintes par cette affection.
Il n'en est rien pourtant, puisque le nombre des femmes
cataleptiques est aussi grand que celui des hommes atteints de cette affection. La statistique relève ici les erreurs qu'aurait fait commettre le raisonnement *à priori*,
et je soutiens avec Schilling, Elock, etc., que le sexe avec
les conditions physiologiques qu'il entraîne, n'a pas d'influence spéciale sur la production prochaine ou éloignée
de la catalepsie.

Hérédité. — De toutes les causes des maladies mentales, l'hérédité est sans contredit la plus fréquente et la

mieux démontrée. La folie, la démence, l'idiotisme, la monomanie, la stupidité et les diverses espèces que comportent ces genres sont soumises également à cette loi fatale et cruelle de l'hérédité. Le témoignage des auteurs à cet égard est unanime. Cette loi de filiation est si fréquente que je l'ai toujours vue confirmer par l'observation des aliénés confiés à mes soins. Il m'est souvent arrivé, comme à M. Baillarger (1), de retrouver les signes de la folie chez les parens des aliénés qu'on m'amenait. — On a invoqué aussi l'hérédité comme prédisposition à la catalepsie. Je suis très disposé à adopter cette opinion, quoiqu'une seule observation parmi celles connues la confirme directement.

OBSERVATION 32ᵉ (2). — « Deux frères, cataleptiques, habitaient en même temps le collége de Poligny La catalepsie était complète; ils perdaient tout-à-fait l'usage des sens et des facultés cérébrales, tandis que les muscles conservaient les degrés de contraction qu'ils avaient au commencement de l'accès. Cette maladie, de longue durée, a présenté des accès plus complets et plus fréquens chez le frère aîné. Cette grande fréquence lui avait fait donner le surnom de *Çà-le-tient*, parce que ses camarades de collége criaient en riant, aussitôt que l'accès commençait : « *Çà le tient!* »

Dans cet exemple, l'hérédité est de la dernière évidence. Vouloir expliquer ces faits par d'autres causes, c'est se jeter gratuitement dans des hypothèses et des suppositions. D'autres écrivains ont admis, comme moi, la

(1) Voyez *Gazette médicale de Paris*. — février 1840. Feuilleton.
(2) Cette observation m'a été communiquée par un ami, M. le Docteur Millardet, qui a été témoin d'un grand nombre d'accès.

puissance de l'hérédité. Mais je ne peux m'appuyer sur leur sentiment. J. Georges Elock, qui a plus particulièrement soutenu cette opinion, avait réuni dans une seule affection la catalepsie et l'épilepsie, ce qui a jeté une grande confusion dans sa thèse. Ce qu'il dit de l'hérédité de la *catalepsis-épileptica*, maladie pouvant se transmettre de père en fils par voie directe, ou du père au petit-fils, est surtout vrai de l'épilepsie, dont les exemples de transmission analogue sont si fréquens ; de sorte que la question relative à la catalepsie, envisagée sous ce point de vue, reste insoluble.

Masturbation. — Cette cause invoquée par Tissot (1) occasionne un délabrement général de l'organisme ; par elle, les organes dépérissent peu à peu, les fonctions perdent leur force, et une langueur de plus en plus considérable s'attache aux conditions les plus nécessaires à l'existence ; mais peut-elle occasionner la catalepsie ? L'expérience n'a pas encore prononcé.

Fonctions digestives. — On a noté dans plusieurs circonstances comme cause de la catalepsie, l'usage trop prolongé des alimens difficilement digestibles. On a cité parmi ces alimens, les poissons de mer, les viandes noires, les chairs fumées, en un mot, tous les mets dans lesquels la chimie démontre, soit une grande abondance de principes nutritifs, soit un excès d'assaisonnemens âcres et stimulans, tels que le poivre et le gingembre, le sel, la canelle, etc. On a parlé aussi des alimens féculens : on a voulu, je crois, les indiquer à cause des difficultés de digestion qu'ils entraînent. Parmi les boissons, on a cité

(1) Voyez Tissot, tome III, page 215.

celles chargées d'alcool. L'abus d'un vin trop généreux, de l'eau-de-vie et surtout de l'alcool pur, a été signalé comme cause éloignée, par conséquent prédisposante de la catalepsie. Quelques écrivains ont parlé de l'état saburral des premières voies. Cette idée ne diffère pas beaucoup de celles des auteurs dont je viens de parler; car les uns ont indiqué la cause, les autres l'effet. Tout le monde sait que les digestions difficiles, que les pesanteurs d'estomac, et que l'état de plénitude de cet organe, avec coloration jaunâtre, aplatissement et épaississement de la langue, bouche pâteuse, etc., constituent l'un de ces états morbides communs après l'usage prolongé des alimens indigestes, ou après les excès de table, alors même qu'ils ne sont pas répétés trop souvent.

On a parlé des lésions des fonctions intestinales : la présence des vers, par exemple, a été citée par Schilling comme pouvant donner lieu à cette affection. D'autres ont parlé de la suppression d'évacuation de la bile. Cette dernière hypothèse s'autorisait des croyances de l'époque. On croyait que la bile jouait un des principaux rôles dans l'économie, que le foie était l'un des grands centres de la vie, qu'il était le siége de certaines passions; et la bile recevait une importance proportionnée aux fonctions que l'on assignait à son organe sécréteur; de là l'influence qu'on lui supposait sur la production des phénomènes cérébraux. Je ne crois pas à cette cause, parce que l'on n'a, dans aucune circonstance, observé de catalepsie véritable produite par elle. Je ne prétends rien préjuger de l'avenir; car, si les affections du bas ventre peuvent amener des états nerveux prononcés, déterminer des convulsions, comme on le voit si souvent dans les grossesses, il est impossible d'affirmer *à priori* que des troubles de cet organe n'occasionneront jamais la catalepsie.

Menstruation..—Quelques observateurs, se fondant sur des faits rares, mais bien constatés, ont trouvé dans cette fonction la source la plus fréquente de la catalepsie. À ces faits sont venus s'adjoindre des raisons fournies par la métaphysique, et admises par les médecins de l'époque. On a cru longtemps que l'amour avait son siége dans les organes reproducteurs. Les physiologistes qui voyaient ces organes doués de la double aptitude de l'instinct et du sentiment, voulurent les mettre à part et leur assigner un but indépendant. La volonté d'action et la satisfaction des sens, c'est-à-dire le principe et la fin réunis dans l'unité d'un appareil, firent accréditer l'opinion que les passions amoureuses avaient leur siége dans les organes de l'économie qui seuls possèdent des conditions si larges de richesse et de développement normal. Prise d'un point de vue aussi élevé, la question d'étiologie est vraie, en tant que principe; fausse, en tant qu'application physiologique. Depuis les beaux travaux de Gall et de ses disciples, il est impossible de donner à d'autres organes qu'au cervelet la faculté primordiale, instinctive de l'amour, de ses besoins, de ses passions : considérées sous tous leurs aspects ; or, appliquer cette faculté à son sens extérieur, c'est sortir du vrai, c'est renverser les idées reçues de psycologie. La question de principe est bien différente. Comme cause de la catalepsie, on a presque constamment compté l'amour ; quelques-uns même se sont appesantis d'une manière spéciale sur cette cause. Je partage leur avis. De cette opinion à celle des anciens, qui confondaient la cause dans les effets, la fonction dans les conditions matérielles des organes, il y a loin. — Maintenant que les idées sont fixées sur cette matière, que l'on a fait remonter au cervelet les fonctions qui lui appartiennent, que les appareils générateurs sont considérés comme l'aboutissant et l'instrument d'une faculté que la phrénologie appelle l'*amativité*, quelle est l'influence des désordres de ces organes, quelle est l'influence de la fonction génératrice sur la production des accidens cataleptiques? J'aurais beaucoup à répondre à cette question, si je partageais l'opinion de Georget, qui fait de la catalepsie et de l'hystérie une seule et même maladie; j'aurais à répéter tout ce que l'on a dit de la nymphomanie, de l'érotomanie, etc.; je passerai outre, afin de me tenir dans la ligne des faits observés. Parmi les malades dont l'histoire est consignée dans le courant de cette dissertation, on trouve celle de la fille Delvigne (obs. 21) dont l'affection tenait à une suppression des menstrues; aussitôt qu'elle fut transportée à l'hospice de la place Royale et qu'elle eut reçu les premiers soins, les règles revinrent spontanément et la maladie disparut. *Sublatâ causâ tollitur effectus.* Je sais qu'il y eut, pendant plusieurs jours, une diarrhée abondante, que l'on peut, avec raison, considérer comme critique; mais ce phénomène ne servirait qu'à mieux démontrer la relation qui existait dans l'espèce, entre l'absence d'une fonction importante et les symptômes cataleptiques. A côté de cette malade, se range naturellement la fille Gourdin, prise à treize ans de catalepsie, et qui resta atteinte de cette affection jusqu'à l'établissement complet des règles. Les moyens employés par l'art

eurent peu de succès ; mais à peine le premier écoulement menstruel parut-il que les symptômes cataleptiques
s'évanouirent, qu'elle reprit sa santé, se maria plus tard,
eut des enfans et ne ressentit rien, dans la suite, de cette
maladie. — Ces exemples mettent en relief la valeur
étiologique des troubles d'une seule fonction utérine, la
menstruation, dans le développement de la catalepsie. Si
j'admets l'amour comme cause prédisposante, ce n'est
qu'à son titre de passion. Je crois cette passion liée aux
organes générateurs, comme les facultés sont liées aux
organes du sens, comme l'œil, l'oreille, etc., sont unis
à la puissance cérébrale dans l'ordre des sensations qui
leur sont propres, mais rien au delà. J'ai signalé cette
dernière cause à côté de celle de la menstruation pour
les distinguer et mettre entre deux principes éloignés la
ligne de démarcation qui leur convient.

Affections diverses. — Hildeschemius a parlé d'un
érysipèle mal guéri. Tissot pense que certaines fièvres
violentes s'accompagnent, sinon de catalepsie, au moins
de quelques symptômes de cette affection. M. le docteur
Vallerand de la Fosse, habitué depuis longtemps à l'é-
tude des maladies nerveuses, affirme avoir fréquemment
rencontré des symptômes cataleptiques dans le courant
de plusieurs maladies aiguës. Ces faits ne sont, à mon
sens, que des complications ou des maladies développées
accidentellement et sans relation avec la catalepsie; aussi
suis-je très éloigné de leur assigner une valeur étiologique quelconque. Les observations de Tissot, faites également par Boerhaave, semblent dénoter une liaison plus
intime entre les phénomènes cataleptiques et certains
accidens fébriles. Je crois qu'il faut attacher une faible

importance à ces phénomènes fugitifs, passagers, extrè-
mement rares, qui portent seulement sur des symptômes
musculaires et qui, en définitive, ne constituent pas
la catalepsie. La coïncidence rare de ces symptômes avec
des accidens fébriles ne suffit pas pour établir une relation de cause entre ces deux faits.

CAUSES EXCITANTES.

§ III.

Nous venons de voir les causes regardées par les auteurs comme prédisposantes, celles qui agissent peu à
peu sur l'individu, opérant en quelque sorte dans le secret des tissus, préparant l'économie aux affections morbides ; et ne servant, pour ainsi dire, que d'anneau intermédiaire entre les habitudes normales et les aptitudes
pathologiques. Maintenant, nous allons trouver les véritables causes, celles qui agissent sur l'individu ainsi pré-
paré, mettent en jeu les élémens morbides, en un mot,
déterminent la maladie.

Les causes déterminantes se rangent dans un ordre
unique, à savoir : les passions portées à l'excès. Les impressions passagères et fugaces, les excitations intellectuelles légères sont sans influence sur la production de
la catalepsie. Les causes véritables se trouvent dans les
affections de l'âme, et ces mouvemens de sensibilité profonde qui remuent tout l'organisme et l'émeuvent fortement. Ces causes naissent de l'individu lui-même, c'est-
à-dire de sa propre activité, ou bien, elles ont leur source
dans les conditions extérieures, et le malade ne fait que

recevoir passivement les modifications morbides qui l'atteignent.

Les causes internes comprennent toutes ces facultés de l'âme dans l'exercice desquelles l'homme se replie profondément sur lui-même, ou concentre sur un sujet toute la force et l'étendue de sa pensée : elles comprennent ces passions tristes qui resserrent le champ intellectuel et l'absorbent à leur profit. Parmi elles, je citerai les méditations profondes, les contentions d'esprit trop fortes. Fernel (1) nous raconte qu'un individu qui passait ses veilles dans l'étude des lettres, fut pris d'un accès de catalepsie au moment d'un travail soutenu. Il resta assis devant sa table tenant sa plume, ayant les yeux sur son livre : on eut dit qu'il se livrait à l'étude.

La contemplation conduit fréquemment à l'extase, qui n'est en dernière analyse, qu'une méditation exaltée avec tension de l'encéphale vers un sujet le plus souvent religieux, peut aussi occasionner la catalepsie. A cette cause se rattache l'histoire de cette femme, citée par M. Baude (2), et qui tombait en catalepsie chaque fois qu'elle entendait chanter les psaumes de David.

L'amour a été signalé comme la cause la plus fréquente et la plus puissante de cette maladie. Les grands désordres que cette passion peut porter dans le cœur de l'homme ont fait croire à l'influence de cette cause. On a cité une épigramme de Martial, si je me souviens bien, pour montrer les dangers et les accidens qu'elle entraîne dans l'homme sain, et l'on s'est appesanti spé-

(1) Fernel, *Pathologie*, livre v, page 70.
(2) Voyez *Thèses de Paris*, année 1806.

cialement sur ces effets pour croire à la vertu morbifique de cette passion. Quoi qu'il en soit des raisonnemens, on a cité des faits, et c'est, à mon sens, la meilleure
preuve.

OBSERVATION 33ᵉ (1).— «Un jeune homme, 27 ans, de constitution pléthorique, devint amoureux d'une jolie jeune fille;
desirant contracter mariage avec elle, il en fit la demande.
Les parens de la jeune fille ayant refusé, il fut tellement frappé
de ce refus inopiné qu'il resta immobile comme un roc de Pa-
ros, ou comme s'il était gelé. Assis sur son lit, les yeux ouverts, la respiration et la circulation presque intactes, il conserva la même position toute la journée. La mère de ce malade,
effrayée, s'approcha de son fils et chercha en vain à l'exciter
par ses cris. Comme elle espérait que les parens de la demoiselle céderaient à la demande de son fils, et qu'on lui accorde-
rait pour femme celle qu'il aimait, elle revint sur-le-champ
auprès de lui et lui fit, à haute voix, part de son espoir. Aussitôt
le fils, comme tiré d'un profond sommeil, sauta de son lit et
revint incontinent à lui-même. »

Les émotions de la crainte peuvent aussi occasionner
cette maladie. C'était cette passion qui tourmentait cette
plaideuse de Vesoul qui avait peur de perdre son procès.
On peut encore citer l'histoire suivante, très remarquable à plusieurs égards.

OBSERVATION 34. — *Extrait des Annales de Toulouse,
touchant deux cordeliers attaqués de catalepsie-en célébrant la
Sainte-Messe.*

« L'an 1415, il arriva, dans l'église des cordeliers de Toulouse, un accident que Bardin a cru digne de remarque : Un

_____

(1) J. Schillling, *Loca citato.*

religieux disant la messe, après l'élévation du calice, comme il faisait la génuflexion ordinaire, demeura raide et immobile, les yeux ouverts et élevés vers le ciel. Le frère qui servait la Messe le voyant trop longtemps en cet état, s'approcha de lui, et l'ayant plusieurs fois secoué par la chappe, le trouva dans la même immobilité. Ceux qui entendaient la Messe s'en étant aperçus, il se fit une grande rumeur dans l'église; tout le monde criant au miracle. Le bruit de cet accident s'étant incontinent répandu dans la ville, l'église fut en un moment remplie de peuple : chacun était dans l'admiration ; mais un médecin, nommé Natalis, s'étant approché du religieux, après lui avoir tâté le pouls, dit qu'il n'y avait point de miracle en cela, que ce n'était qu'une maladie de ce moine, fort dangereuse et difficile a guérir. On l'enleva sur cela de l'autel, et on y en mit un autre pour achever la messe, ainsi qu'il est ordonné par le rituel. Mais, à peine celui-ci eut-il achevé l'oraison dominicale, que le voilà frappé du même ravissement, en sorte qu'il fallut aussi l'emporter. Ce double accident, qui tenait du prodige, jeta les esprits dans un étonnement tel qu'on peut se l'imaginer, et plusieurs crurent que c'était une punition de Dieu qui était arrivée à ces deux moines, pour quelques crimes cachés ; mais il était constant qu'ils étaient tous deux de fort bons religieux. Cependant il fallait achever la messe ; tous les moines osaient à peine regarder l'autel ; enfin on en choisit un des plus vigoureux pour l'achever. L'opinion des médecins fut, à l'égard du premier, qu'il avait été surpris dans le moment, d'une maladie qu'ils appellent catoche ou catalepsie ; et pour le deuxième, parce que ce pouvait être un effet de sa peur et de son imagination blessée (1). »

On connaît peu d'observations dans lesquelles la maladie ait été attribuée à un principe de bienveillance. Jean Soladier (obs. 18) était atteint de Nostalgie. Cette

(1) Nota — Cette histoire est tirée des *Annales* de la ville de Toulouse, par G. de la Faille. ancien Capitoul de Toulouse — an 1687.

affection, que l'on appelle vulgairement la maladie du pays, ne se rencontre que chez les âmes tendres et sensibles : le souvenir de la patrie a des charmes et des douceurs que l'on ne saurait bien exprimer. Loin de son Argos, on pense à elle avec délices.

   .... *Dulces reminiscitur Argos.*

Dans une autre observation, on reconnut pour cause un transport d'amitié. Pressavin raconte que deux amis restèrent un quart d'heure sans mouvement, penchés l'un contre l'autre dans l'attitude où ils s'étaient abordés. La joie de se revoir après une longue absence leur donna cet accès cataleptique (1). Ces faits ne sont pas suffisamment caractérisés.

Les causes qui viennent du dehors, comme les précédentes, s'adressent aux mouvemens instinctifs ou raisonnés de l'âme. La différence qui existe entre elles et les précédentes, c'est qu'elles viennent chercher l'individu; tandis que les premières sont créées par le malade qui en est victime. Les deux exemples suivans feront bien connaître l'étendue des émotions causées par des circonstances extérieures.

OBSERVATION 35ᵉ (2). — « Un domestique ayant vu tout à coup la maison de son maître enflammée, en fut si effrayé qu'il tomba dans une catalepsie qui dura longtemps; ensuite il devint stupide, et finit par être maniaque.»

_____

(1) Taillard Duplessis — Dissertation sur la catalepsie. — *Thèse de Paris*, Janvier 1806.

(2) Marx. — *De Spasmis.*

OBSERVATION 36ᵉ (1). — Une femme de 24 ans, ayant été insultée par un paysan, éprouva depuis ce moment là des attaques d'une espèce de catalepsie qui revenaient périodiquement, que la plus petite cause rappelait, et qui duraient une demi-heure ou une heure. Elle perdait tout à coup le sentiment, ne voyant, ne sentant, n'entendant quoi que ce soit, et conservant ses mains, ses doigts, tous ses membres dans l'attitude qu'on leur donnait, et exprimant par ses murmures, ses discours, ses gestes mêmes, l'idée qu'elle avait dans l'esprit, et qui paraissait toujours être celle de son ennemi. Transportée à Montpellier, elle se trouva d'abord mieux par le seul éloignement de l'objet de sa douleur, et elle se remit sans autre secours, à ce qu'il paraît, que la distraction.»

Telles sont les causes qui peuvent amener les accidens pathologiques de la catalepsie : je dis qu'elles peuvent, car elles ne sont pas nécessairement suivies de ce résultat. Si on les examine avec soin, on voit qu'aucune d'elles ne possède de spécificité, ce qui fait rejeter de la pensée toute idée d'intoxication et de communication par des principes virulens.

Comment agissent ces causes ? Probablement en amenant avec elles une perturbation profonde du système nerveux; en lui faisant subir une révolution radicale qui l'ébranle dans ses centres et dans tout son ensemble. Mais par quelle voie? par quel mécanisme? par quelle spécificité? C'est ce que l'on ignore, et qui mettrait à bout les logiciens les plus ingénieux et les plus habiles ; c'est là le terme de la science, la limite de la raison humaine.

Les affections cataleptiques ne sont pas toujours sou-

(1) Sauvages. *Nosologie méthodique,* tome II, page 207.

mises à ces causes. En effet, quelques exemples connus
ne peuvent être rationellement rapportés à aucune de
celles citées plus haut ; et leur étiologie est tout à fait
inconnue. Je n'ai pu découvrir aucune cause précise de
l'affection de M. Arthur D..., à moins cependant que l'on
admette cette espèce de parenté entre les affections mentales et la catalepsie, dont j'ai parlé au chapitre du pronostic. Je pourrais citer plusieurs faits dont on n'a pas
signalé ou connu les causes.

OBSERVATION 37e (1). — J'ai connu un malade de naissance
illustre, qui sur le point de quitter la maison du médecin qu'il
avait consulté sur sa maladie, s'arrête sur le seuil pendant quelques minutes, frappé de catalepsie, puis, le paroxysme passé, il
alla et vint dans la maison sans savoir ce qui lui était arrivé.

(1) Van–Swieten, *Commentaire sur l'aphorisme* 1037, de Boerhaave,
page 313.

CHAPITRE XI.

TRAITEMENT.

§ I.

On conçoit qu'une maladie aussi formidable dans ses symptômes ait dû provoquer les recherches thérapeutiques des médecins. Les ressources les plus variées de la matière médicale ont été mises en œuvre pour arriver à une curation plus complète et plus facile. Chaque époque a ses principes de sciences et ses préjugés. Le moyen âge, qui a eu aussi des cataleptiques qu'il prenait pour des possédés du diable, eut recours contre cette affection aux exorcismes et à une foule de pratiques superstitieuses et impies. Plus tard, on purgea les cataleptiques, alors que l'on purgeait tout le monde ; ou bien, on les saigna quand les émissions sanguines devinrent à la mode. Les partisans de ces méthodes les adoptèrent exclusivement; ce qui, à mon sens, était tomber dans des excès également déraisonnables :

Priami muros inter peccatur et extra.

Je vais essayer de grouper les indications et les moyens à opposer à cette maladie. Je dois répéter encore ici ce que j'ai dit dans plusieurs chapitres, que la catalepsie présente une double étude : celle de la maladie en général, celle de l'élément, c'est-à-dire de l'accès.

TRAITEMENT DE LA MALADIE.

§ II.

Ce traitement est, sans contredit, le plus simple, parce qu'il consiste dans les moyens ordinaires employés contre la syncope. Ainsi, on a conseillé les frictions à la peau, les aspersions d'eau froide, au visage surtout. On a cherché à stimuler l'action des sens et principalement de l'odorat en plaçant sous le nez de l'éther, des eaux spiritueuses, de l'acide acétique, de l'ammoniaque (Hoffmann), des sels volatils (Cloothack) ; on a fait usage de tous les sternutatoires possibles ; quelquefois on a essayé de stimuler la muqueuse des fosses nasales, en agissant directement sur elle, à l'aide de stylets. L'ouïe a été mise à contribution : *Magnis vociferationibus excitetur ac vocetur*, nous disent les anciens, frappés sans doute de l'exemple rapporté par Tulpius (obs. 14). M. Levacher nous apprend cependant que les cris les plus forts, que la promesse de gagner son procès, ne firent aucune impression sur la dame de Vesoul (voy. Mémoire de l'Acad. des sciences, an 1735). Quoi qu'il en soit, ce moyen est si facile à employer, il est si innocent qu'on pourra l'employer, sans crainte, dans tous les cas de catalepsie.

Boerhaave croyait que la catalepsie était due à un arrêt des humeurs, et, partant de cette idée, il faisait faire à son malade des mouvemens continus des bras ou des jam-

bes, ou même de l'un et de l'autre à la fois. Ces mouvemens étaient exécutés par des personnes qui donnaient
des soins au malade. Boerhaave eût été, je crois, fort em-
barrassé s'il avait eu à traiter, par ce moyen, le malade
de M. Sarlandière, dont l'accès dura six mois environ.

Les frictions à la peau ont été recommandées par presque tous les auteurs, parce qu'elles purent s'accommoder
aux divers systèmes de thérapeutique employés contre la
catalepsie. Mangoldt recommande de les faire aux extrémités; Tissot préfère les extrémités inférieures. F. Hoffmann les pratiquait à la nuque et se servait de substances antispasmodiques. Ce moyen est le meilleur. On a
essayé des dérivations sur cet organe par des lotions avec
des liquides simples ou composés, c'est-à-dire médica-
menteux. Quant aux aspersions à la face, il ne faut pas
se contenter de prendre un peu d'eau au bout des doigts
et d'en jeter quelques gouttes à la face, comme on fait
aux petites maîtresses et aux femmes vaporeuses, il faut
prendre un verre, le remplir à moitié et lancer avec force
cette quantité de liquide sur la face bien découverte. Ce
moyen très simple est beaucoup plus énergique qu'on
pourrait le croire : il m'a été très utile en maintes circonstances, et je l'ai employé avec succès dans le prin-
cipal accès de M. D... (obs. 12).

A ce paragraphe se rapporte naturellement une excitation particulière de la peau, qui n'a guère été employée
que dans cette affection, et dans quelques cas d'hystérie
prononcée, je veux dire l'arrachement des poils. Ce
moyen, conseillé par Cloothack, a été plusieurs fois mis
en pratique. Quelques-uns ont cru que cette irritation était
insuffisante, et ils ont proposé un moyen plus énergique

l'ustion. Ils appliquaient sur la peau du malade un fer chauffé à blanc. Ce traitement barbare doit être rejeté dans tous les cas de catalepsie, parce qu'il est impuissant à guérir cette affection.

La saignée a été aussi conseillée. Les uns ont voulu la saignée du bras seulement ; d'autres la saignée du pied ; ceux-ci l'ouverture de l'artère temporale. Cette dernière question avait été débattue et adoptée dans une consultation relative à la fille Delvigne (obs. 21). Ceux-là se contentaient de ventouses scarrifiées, que l'on appliquait à la nuque ou entre les deux épaules. Mangold insistait sur ce dernier moyen.

Électricité. — Je ne fais que signaler, en passant, ce moyen thérapeutique employé par Petetin, de Lyon, et approuvé par Georget. Ils indiquèrent de commencer par des commotions électriques de force variée et proportionnées à l'énergie du malade, autant qu'aux effets obtenus ; puis de faire succéder aux commotions le bain électrique, au milieu duquel on laisse le malade jusqu'à ce qu'il s'éveille et sorte de son accès.

Tels sont les moyens que l'on a opposés à la catalepsie. J'avoue qu'ils sont impuissans dans un grand nombre de cas ; cependant on doit y recourir par la double raison qu'ils réussissent quelquefois et qu'ils n'ont aucun inconvénient pour le malade dans le cas où ils sont sans utilité manifeste.

TRAITEMENT DE LA MALADIE.

§ III.

C'est dans l'intervalle des accès que l'on doit mettre en usage les agens thérapeutiques qui constituent le véritable traitement : je vais d'abord énumérer ces agens.

Émissions sanguines. — Plusieurs auteurs ont regardé la saignée comme très efficace. Élock, Schilling, Petetin, Boerhaave, Georget, la placent au premier rang. La fille confiée aux soins de Sauvages fut saignée sept fois de la jugulaire, «sans compter les autres saignées qu'on lui fit au bras et au pied.» On n'eut pas toujours à se louer de ce moyen, car la dame de Vesoul fut aussi saignée du pied, et cependant *tous les remèdes des habiles gens furent inutiles* (obs. 24). Frappés des inconvéniens de la saignée, ou peut-être comprenant mieux la nature de l'affection Cloothack, Élock et Tissot repoussèrent ce moyen. Tissot déclara qu'il était rarement, et Élock jamais utile. Entre ces deux opinions contraires l'esprit resterait indécis, si l'on ne réfléchissait que la catalepsie appartient essentiellement au genre des névroses, et si l'on ne se rappelait que ces maladies ne font qu'empirer sous l'influence des spoliations sanguines. Ceci résulte de l'expérience. Le sang, par sa nature et son œuvre physiologique, est éminemment propre à tempérer la surabondance d'activité nerveuse : *sanguis moderator nervorum* (Hyp.). Cette grande vérité doit être respectée ; les médecins qui n'y croient pas éprouvent de cruels désappointemens lorsqu'ils enlèvent trop de sang dans les maladies nerveuses. Sans rejeter complétement la sai-

gnée, je soutiens qu'il faut en user avec une grande modération ; qu'elle doit être réservée pour les cas exceptionnels ; enfin, qu'elle ne doit jamais être dirigée contre
la catalepsie proprement dite, mais seulement contre les
maladies qui la compliquent et l'accompagnent. Dans
l'esprit de Georget, la catalepsie, due à une congestion
sanguine vers le cerveau, devait être combattue par une
déplétion sanguine générale. Cette idée est fausse et le
traitement qui en découle mauvais ; aussi je le rejette.

Déplétions sanguines locales — Cette division comprend les saignées obtenues par les ventouses scarifiées,
par les sangsues, et par la lésion mécanique de la muqueuse nasale au moyen d'instrùmens mousses, tels que
des stylets, ou encore au moyen de scarificateurs particuliers. Quelle est la valeur curative de ces pertes de sang?
La même que de celles opérées par la lancette; la différence tient à la quantité ou à la rapidité de l'évacuation
sanguine. Les mêmes argumens peuvent être dirigés contre elle ; il est inutile de les répéter. Je dois néanmoins
faire une exception formelle en faveur des sangsues. Ces
animaux forment entre les mains du thérapeutiste un instrument à double tranchant, propre à produire deux
effets bien différens, je veux dire la sédation, la modification d'une fluxion inflammatoire ; ou bien, l'appel et
la provocation d'une fluxion sanguine vers un point
donné de l'économie. A ce dernier titre, les sangsues sont
une ressource précieuse comme agent dérivatif. Supposez
une congestion vers la tête, comme il peut arriver dans
la catalepsie ; supposez une suppression du flux hémor-
rhoïdal ayant précédé la catalepsie ; supposez la diminution considérable, ou même la disparition totale de l'é-

coulement menstruel, il devient rationnel, dans la première supposition, de provoquer une dérivation; dans
celle-ci, de rappeler la fluxion vers son siége antérieur,
ou vers son aboutissant naturel, l'utérus. Quel moyen
employer? Nul ne convient mieux que les sangsues, mais
appliquées *en petit nombre*. Le lieu de leur application
est variable, c'est tantôt aux cuisses, à leur partie interne et tout à fait supérieure, tantôt au pourtour de l'a-
nus, quelquefois derrière les oreilles. Je ne m'appesantirai pas sur les précautions à prendre dans ce cas; on
agit comme dans les maladies ordinaires; je n'insiste
que sur le nombre des sangsues qui doit être de deux ou
trois ou quatre au plus dans les vingt-quatre heures. On
les répète les jours suivans, lorsqu'on le juge convenable.

Les bains ont été généralement peu employés. Les
bains tièdes surtout l'ont été moins que les autres. La
fille dont parle Sauvages, fit, sans grand succès, usage de
vingt bains dans le courant de sa maladie.

Ceux qui ont vu beaucoup de maladies mentales, beaucoup d'affections nerveuses, peuvent dire avec quelle
énergie agissent les bains froids. Ils forment, sans contredit, le sédatif le plus puissant que nous ayons à notre
disposition. Comment agissent-ils? Lorsqu'on les prolonge trop longtemps, ils éteignent peu à peu la sensibilité, phénomène fonctionnel nécessaire à tout acte vital;
comme conséquence de ce premier fait, ils empêchent les
contractions musculaires d'une manière immédiate, et,
plus tard, l'activité fonctionnelle de tous les organes. Ces
phénomènes morbides pourraient être portés jusqu'à la
mort, si l'on n'y mettait un terme. La sédation la plus

remarquable que j'aie observée est celle que j'ai obtenue
sur une dame atteinte de maladie mentale intermittente.
Cette malade a, tous les dix-huit mois ou deux ans, un
accès de manie avec délire permanent et excitation parfois extrême. Confiée à mes soins, en 1839, elle présenta
un état de fureur qui résista aux bains tièdes, aux narcotiques, etc., et qui put être dompté par les bains froids
employés de la manière suivante : je faisais placer la malade dans une baignoire ouverte par sa partie inférieure.
une personne à côté d'elle versait avec un arrosoir, sur
la peau découverte, de l'eau à la température de l'atmosphère. Cette eau, versée lentement, s'écoulait par l'ouverture laissée libre. On continuait à l'arroser ainsi depuis les pieds jusqu'à la tête pendant 15 ou 20 minutes ;
lorsqu'on apercevait la peau pâlir et les premiers frissons
se montrer, on fermait le robinet et on continuait à verser de l'eau sur la tête. La baignoire se remplissait peu à
peu d'eau froide dans laquelle on maintenait la malade
jusqu'à ce qu'elle présentât un tremblement manifeste de
tout le corps et surtout de la mâchoire inférieure. Seulement alors on la retirait, et on l'essuyait pour la mettre
dans son lit. Cette méthode a été suivie d'effets heureux.
Je ne cite pas cet exemple pour établir des rapports pathologiques entre la maladie que l'on combattait et la catalepsie ; j'ai voulu montrer la puissance du froid comme
sédatif, quand on l'applique d'une manière rapide et que
la soustraction du calorique est plus prompte. Quelle utilité les bains froids peuvent-ils avoir dans la catalepsie ?
Ils peuvent agir comme antispasmodiques lorsqu'on les
modère ; et, par conséquent, ils seraient aptes à modifier le tempérament morbide, si je peux m'exprimer ainsi,

de l'individu malade. Je pense qu'il faut les employer dans tous les cas de catalepsie, parce qu'on peut les graduer, et que l'on peut obtenir des effets variés dont les plus faibles égalent la modération et le calme des antispasmodiques simples; et les plus forts, l'épuisement le plus complet ou la mort même, s'ils sont portés trop loin. Beaucoup de médecins qui disent avoir expérimenté le moyen dont je parle, prétendent qu'il est excessivement dangereux lorsqu'on en interrompt l'usage. Ce danger consiste dans la réaction qu'il provoque et qui est suivie d'un mouvement fébrile inflammatoire. Que l'on se rassure, il n'en est rien. Une réaction est destinée à l'élimination d'un stimulus; elle est impossible lorsqu'il n'existe ni stimulus ni agent morbide à éliminer. Il est vrai que l'action du froid est suivie d'une activité vitale abondante; mais ce mouvement spontané de la nature est bien différent d'une fluxion inflammatoire. Tout en tenant compte des dangers qui suivraient l'usage d'un moyen héroïque manié par une main malhabile, je considère le froid comme un agent très utile dans une foule de circonstances, et je crois qu'il ne mérite pas cette espèce de proscription dont certaine école a essayé de le frapper.

L'emploi de la glace sur la tête n'est qu'un mode d'application de la méthode générale de réfrigération. Si l'on s'en rapportait uniquement aux données que fournit la physiologie, on pourrait croire *à priori* que la sédation exercée sur le cerveau par un agent quelconque devrait avoir un retentissement direct et sûr dans tout l'organisme, puisque le cerveau est le principe et le centre de toutes les sensations; c'est ce qui arrive en effet. Partant de là, on doit supposer que l'action dynamique cérébrale

sera d'autant plus facilement atteinte que les agens thérapeutiques seront appliqués plus près du cerveau et plus
localement ; c'est ce qui n'a pas toujours lieu. Il est certain que les compresses imbibées d'eau froide, appliquées
sur le front, que la glace pilée placée sur la tête, n'ont
pas une action identique et constante. Réussissant à mer-
veille chez certains individus, ces moyens sont presque
insignifians chez d'autres dans des cas analogues. Agissent-ils, à l'énergie près, comme les bains froids ? Ceux-ci
en opérant sur les papilles nerveuses de la peau, ont-ils
la propriété d'agir d'une manière plus intime sur les appareils des sensations ? Ou bien, l'effet sédatif se com-
munique-t-il de la même manière que les autres sensations ; et le cerveau est-il plus sensible aux impressions de toute nature qui lui viennent normalement,
c'est-à-dire par la transmission des nerfs, qu'aux influences physiques qui l'atteignent directement ? Je l'ignore :
toujours est-il que l'action du froid se transmet par l'application directe des corps réfrigérans sur la tête et qu'elle
est suivie quelquefois d'une excitation intellectuelle, qui
peut aller jusqu'au délire. Ce phénomène morbide est
passager et moins grave qu'on l'a prétendu : on le voit
bientôt se dissiper de lui-même, à moins qu'il ne soit lié,
comme cause, à une altération de l'encéphale qui ait elle-
même exigé l'emploi des réfrigérans. Dans ce cas, on ne
doit pas rapporter à un moyen curatif incomplet les symptômes qui appartiennent à la maladie elle-même. Il a
suffi d'observer ces accidens pour diagnostiquer ou une
méningite ou une encéphalite, et ce sont surtout les observations de cette espèce qu'on a eu en vue lorsqu'on a
blâmé l'usage des bains, des affusions froides, etc. Je crois

qu'on a eu tort. Ainsi, malgré les accidens dont peuvent
être suivies les réfrigérations de la tête, je crois que ce
moyen pourrait être plus généralement employé dans la
thérapeutique ; je crois avec M. Jolly, à qui appartient
cette idée ingénieuse (*Dict. de méd. et de chir. prat.*),
qu'il peut être d'un utile secours nonseulement dans les
cérébropathies proprement dites, mais encore dans les
névropathies ou souffrances des nerfs ; que dans ces affections, il agit énergiquement en déprimant la puissance
nerveuse, en modérant ses transports morbides, en por-
tant son effet sédatif sur les foyers de la sensibilité, et,
par conséquent, en annihilant dans les organes périphé-
riques les effets de cette sensibilité.

Vomitifs. — Pour ceux qui voyaient la cause de la
catalepsie dans un embarras intestinal, l'indication des
évacuans devenait pressante : on peut s'en convaincre
par la lecture de leurs ouvrages. En effet, lorsqu'il existe
un état saburral des premières voies, qu'il y a embarras
gastrique, les vomitifs sont clairement indiqués. Si le
malade présente des accidens du côté du cerveau, si la
circulation veineuse de la partie supérieure du tronc devient difficile, que la face soit rouge, bouffie, vultueuse,
que les jugulaires soient engorgées, les conjonctives in-
jectées, etc. Les vomitifs sont positivement contre-indi-
qués. On voit donc que les diverses complications de la
catalepsie règlent les indications des vomitifs : tantôt en
les demandant, tantôt en les repoussant. La catalepsie
simple n'en a nullement besoin : à quelle indication sa-
tisferaient-ils ?

Purgatifs. — L'usage des purgatifs a été recommandé
par un grand nombre d'auteurs. Ces agens sont moins

utiles qu'on l'a pensé, et moins nuisibles qu'on l'a soutenu à une époque récente. Plusieurs affections cérébrales sont modifiées heureusement par ce traitement. La
théorie confirme cette donnée expérimentale. En effet,
le développement d'une sur-stimulation vitale dans un
point éloigné de l'économie, le mouvement fluxionnaire
que ces médicamens déterminent, produisent de salutaires effets. Cela est démontré : j'ai eu, pour mon propre
compte, mainte occasion de vérifier ce fait. Cependant,
malgré la bonne opinion que j'ai de ces agens, je les
crois incapables de guérir la catalepsie, ou une autre névrose quelconque ; et je ne pense pas que ceux qui se
sont occupés de maladies nerveuses puissent combattre
mon sentiment. Les purgatifs sont, comme les vomitifs, utiles dans certaines complications, inutiles dans
la catalepsie simple. Tissot avait posé une indication plus
exclusive. *Les émétiques, les purgatifs, à moins de
preuves évidentes de saburre dans les premières voies,
seraient plutôt nuisibles qu'utiles.*

Ceux qui ont adopté la méthode des purgatifs dans le
traitement de la catalepsie, ont usé de presque tous les
médicamens que fournit cette classe. Les uns ont plus spécialement fait usage de purgatifs doux, de laxatifs; d'autres, au contraire, ont donné la préférence aux drastiques. Je dirai à ce propos que le traitement de M. Arthur
D... (obs. 12), qui était dirigé contre la maladie mentale,
a consisté dans l'usage de purgatifs drastiques dont on
soutenait l'énergie en les variant, les suspendant, pour
les reprendre, et les employant les uns après les autres.
On les donnait, avec une opiniâtreté parfois désespérante
pour le jeune malade; trois purgatifs lui étaient régu-

lièrement administrés chaque semaine ; souvent même
on ajoutait un vomitif dans l'intervalle de deux purga-
tions. Ce traitement a duré assez longtemps, et, quoique
dirigé contre l'aliénation mentale, dont ce jeune homme
était atteint, il est évident qu'il aurait dû guérir la catalepsie, si cette affection était curable par ce moyen ; car
la maladie ne disparaissait pas pour laisser traiter sa
sœur, l'aliénation mentale : or, le résultat a été nul. Ce
fait, sans être l'équivalent d'un arrêt de proscription ,
doit être pris en considération. Si on l'oppose aux préceptes fournis par une thèse de l'école de Montpellier, on
perdra beaucoup de l'espérance et des certitudes de guérison que donne l'auteur de cette thèse , on pourra se
convaincre que les purgatifs ne sont pas la panacée
universelle , et que la catalepsie, dans certains cas , au
moins , résiste avec force à cette médication.

Les diaphorétiques ont été employés dans le but de déterminer une crise favorable. Elock nous apprend déjà à
nous défier de ces médicamens, parce qu'ils n'ont pas
une grande vertu thérapeutique dans la catalepsie.
M. Reynell, dans la relation de la maladie d'une fille cataleptique qu'il avait observée (obs. 27), nous rappelle
que les diaphorétiques qu'elle prit furent sans succès. Je
ne m'appesantirai pas davantage sur cette question ,
parce que je crois ces agens peu utiles.

Ceux qui ont employé les diaphorétiques ont eu aussi
recours aux diurétiques dans les mêmes intentions : à
mon tour, je les rejette pour les mêmes raisons. L'usage
de ce médicament n'a amené aucune amélioration notable dans l'état des cataleptiques.

Les dérivatifs ont été souvent employés dans la cata-

lepsie, je ne dis pas qu'ils ont été souvent suivis de succès. Cependant j'ai cité l'exemple remarquable de la fille
de la Charité dont la maladie a été enrayée par les dérivatifs combinés aux antispasmodiques. — Mangoldt et
plusieurs autres conseillèrent le cautère. Ils voulaient,
par ce moyen, imprimer une modification plus profonde
et plus radicale à l'organisme, en déterminant un mouvement fluxionnaire et dépuratif lent et graduel. Ils
pensaient, en agissant de la sorte, déplacer peu à peu
l'irritation cérébrale, et, par conséquent, l'anéantir à la
longue. Ces théories sont dues à des erreurs ou à des raisonnemens vicieux ; car on ne peut dire que la catalepsie découle d'une irritation, à moins que l'on n'ait préalablement admis que tous les phénomènes morbides de
l'économie sont dus à un principe irritant. D'autre part,
on sait que la catalepsie est une affection essentiellement
dynamique, une maladie *sine materiâ*, qui ne peut être
déplacée comme une irritation inflammatoire, et qui
semble repousser, par conséquent, les dérivatifs. Cette
conséquence rationnelle est contredite par des faits d'observation. Il convient de marcher au flambeau de cette
dernière et suivre les préceptes qu'elle nous fournit.
Pourvu que l'on guérisse, peu importe comment cela
arrive : le malade ne demande pas de la théorie. *Morbi
non eloquentiâ sed remediis curantur* (1).

Les vésicatoires ont été plus employés que les cautères. Ont-ils une vertu spécifique ? Agissent-ils plus sou-
dainement que les cautères ? et cette vivacité est-elle
propre à attirer vers un point éloigné la surabondance

_____

(1) Aurelii Cornelii Celsi, Opera, lib. I, p. 10.

d'activité morbide portée sur les centres nerveux? Ce
sont autant de conjectures. Peut-on supposer qu'ils agissent, non comme révulsifs, mais comme stimulans des
organes génito-urinaires? Des expériences comparatives
seraient nécessaires pour vider cette question, et ces expériences manquent. Contentons-nous donc des résultats
de l'observation clinique et disons que les vésicatoires,
s'ils ne guérissent pas seuls et par leur propre action
thérapeutique, sont des auxiliaires puissans des antispasmodiques, et que réunis à ces agens, ils acquièrent
véritablement une vertu curative.

Emménagogues. — Nous avons vu que certaines catalepsies pouvaient être occasionnées par des troubles
de la menstruation. Ces perturbations fonctionnelles indiquent évidemment les moyens que le médecin doit mettre en usage. Les troubles de la fonction qui nous occupe sont de deux sortes; ou bien la fonction manque
tout à fait, la puberté s'accomplit irrégulièrement, les
autres fonctions s'exécutent comme à l'état normal, mais
les organes de la génération restent dans le silence et l'u-
térus ne se soumet pas aux évacuations périodiques; ou
bien, la fonction menstruelle, après avoir marché un
certain temps, s'arrête, et les accidens cataleptiques se
montrent. De ces faits naissent les indications. Il faut,
dans le premier cas, favoriser la période d'évolution générale et agir particulièrement sur l'utérus, afin de le
forcer à exécuter sa propre fonction. Dans le second cas,
les indications générales sont moins pressantes, et l'attention du thérapeutiste doit se porter du côté de la matrice. Dans ce but, il faut recourir aux emménagogues.
La nécessité de cette indication est encore mieux dé-

montrée par l'observation clinique. La fille Élisabeth Delvigne (obs. 21) avait une suppression des règles. Tant que le flux menstruel ne reparut pas, la catalepsie se soutint ; aussitôt que la nature bienfaisante eut déterminé ce mouvement fonctionnel, la catalepsie disparut. La liaison de ces deux phénomènes est de la dernière évidence. Cet enchaînement de l'affection à sa cause, cette disparition simultanée des deux phénomènes étroitement unis par voie de génération morbide, sont pour le médecin l'indication la plus formelle de favoriser la fluxion sanguine vers l'utérus. Dans l'exemple que je cite, la nature a fait tous les frais de la guérison. On ne peut proposer un meilleur maître à suivre. Dans tous les cas, il faut avoir présent à l'esprit que les emménagogues ne répondent qu'à certaines indications, et l'on commettrait une faute grossière en les conseillant comme méthode générale.

La classe des antispasmodiques comprend les remèdes les plus efficaces contre la catalepsie. Georget n'accorde pas une grande confiance à ces médicamens, parce que leur action est trop faible et trop fugitive, et que l'on ne peut assez compter sur leur efficacité. Relativement à la durée d'action, tout le monde sera de l'avis de Georget, quant à l'efficacité c'est autre chose. On ne peut pas dire qu'ils n'agissent pas, puisque l'exemple de la fille traitée à l'hôpital de la Charité prouve le contraire.

Les antispasmodiques doivent être administrés sous toutes les formes ; il faut en saturer l'organisme par toutes les voies. Il convient d'employer les formules ou les préparations qui s'adaptent le mieux aux convenances du

malade, de respecter quelquefois ses goûts et de ne pas
exciter sa répugnance pour les remèdes, parce que le traitement peut être long. Les antispasmodiques que l'on
emploiera de préférence, seront ceux qui agissent plus
énergiquement. Ainsi aux fleurs de tilleul, aux fleurs et
feuilles d'oranger, à l'oxide de zinc, au succin, à la valé-
riane, à l'ambre gris, on préférera l'asa-fœtida, la gomme
ammoniaque, le musc, le castoréum et le camphre. Il
faudra, selon l'occurrence, associer ces deux ordres de
médicamens, les employer alternativement, ou les com-
biner dans les proportions qu'on jugera les plus avanta-
geuses.

Il est à côté des antispasmodiques un ordre de médicamens doués d'une puissance superlative, et plus aptes
à jeter dans l'économie le calme et la sédation, je veux
dire les stupéfians. Cet ordre de médicamens a été mis en
usage dans la catalepsie. Quelques écrivains cependant,
regardant la catalepsie comme une affection comateuse,
les ont proscrits de son traitement. L'emploi de ces médicamens doit être modéré. *Narcotica magnam requi-
runt prudentiam* nous dit Élock. Ce précepte d'une
grande sagesse doit être suivi par tout médecin jaloux de
guérir d'une manière sûre quoique peut-être plus lente.
Cette prudence est commandée par la crainte de voir se
développer des accidens comateux qui accompagnent
quelquefois la catalepsie. Il ne faut pas perdre de vue
que les maladies mentales se tiennent de près, que leurs
transformations ne sont pas rares, et que souvent le malade tourne dans un cercle de symptômes très multi-
pliés.

Il ne faut pas rejeter les stupéfians, sous le prétexte

qu'ils sont impuissans dans la plupart des aliénations mentales. Ce fait, je le dis en passant, n'est pas exact. Plusieurs hommes recommandables ont soutenu cette opinion, d'autres les ont cru sur parole, et cette idée s'est accréditée dans le public médical. L'expérience a, au contraire, appris à M. Jolly que les préparations opiacées n'avaient pas chez les aliénés les inconvéniens qu'on leur avait reprochés, et que les insuccès devaient être souvent attribués à la mauvaise administration plutôt qu'à l'impuissance des médicamens. J'ai vérifié expérimentalement la vérité de l'opinion de M. Jolly. Le délire maniaque aigu ne cède pas toujours aux narcotiques, mais il est très souvent modifié par eux : le succès dépend souvent du mode d'administration. On peut calmer certains spasmes avec une dose narcotique comme dix, tandis que l'on n'obtient de sédation dans plusieurs vésanies qu'avec une dose comme vingt (1). La question semble donc se réduire à une question de dose. Quelle est cette dose pour la catalepsie? elle n'a rien de fixe; elle varie selon les âges, les tempéramens, les sexes, les affections concomittantes, etc., et la sagacité du médecin est seule propre à le conduire à travers ce dédale parfois obscur et difficile; c'est le tact médical qui apprend à saisir les conditions les plus favorables de temps et de qualité.

Electricité. — Il existe dans la thérapeutique un

(1) Un professeur de l'ancienne faculté disait : L'opium fait toujours dormir. Aussitôt on lui citait de nombreux cas dans lesquels ce médicament n'avait pas produit cet effet. — Vous avez échoué, répondait-il, si vous avez donné de l'opium comme dix à un malade éveillé comme vingt. Cette remarque est fort judicieuse et applicable aux maladies mentales.

moyen puissant appliqué, dès l'origine de sa découverte, à toutes les maladies, et de nos jours rejeté du traitement de toutes les affections ; moyen adopté avec un enthousiasme aussi peu réfléchi, que tombé dans un discrédit aussi peu mérité, ce moyen est l'électricité. Modificateur puissant des centres nerveux , l'électricité à la propriété d'émouvoir fortement l'organisme, de lui imprimer parfois de salutaires perturbations qui brisent l'union de la cause morbide à la matière, changent ainsi la manière d'être générale, et, par des modifications secrètes ramènent l'ordre et l'harmonie au milieu d'un organisme en proie aux désordres et aux révolutions organiques. — Les physiciens possèdent plusieurs moyens de charger un corps d'électricité; ils y arrivent par bains, par frictions, par étincelles et par courant. Le courant électrique est le plus doux et le plus agréable pour les malades ; lorsqu'on le combine avec les isoloirs on obtient le bain électrique. Ce mode d'électrisation était préféré par Georget, rejeté, au contraire, par Sarlandière qui avait acquis une grande expérience en cette matière. L'un pensait que l'électrisation était plus complète, qu'elle se propageait mieux aux molécules intimes des tissus , qu'elle était plus propre à saturer l'organisme : Sarlandière prétend que « ce qu'on a dit de l'électricité par bain ne peut » avoir d'effet sensible, et c'est perdre son temps que de » vouloir traiter aucune affection de cette manière. (1) » L'expérience et les préceptes de Sarlandière doivent faire autorité. La commotion que l'on obtient par les étincelles et par les frictions électriques forment le seul

(1) Journal des *Connaissances Médico-Chirurgicales*. Mars, 1836.

mode d'électrisation efficace. L'électricité peut évidemment avoir de l'influence sur la catalepsie, et l'observation de la femme Clinger (obs. 3.) est, sans contredit, l'exemple le plus frappant de la vertu et de l'efficacité de ce moyen. Cette affection qui avait résisté aux saignées, aux vésicatoires, au quinquina, au traitement des peintres, aux antispasmodiques, fut radicalement guérie par l'électricité. Doit-on avoir recours à ce moyen dans la catalepsie? oui, lorsque les autres traitemens ont échoué. J'ajoute cette dernière condition, parce que l'électrisation ne peut se faire sans secousse violente, sans commotions pénibles qui ne sont pas toujours sans danger : de plus, on n'a pas encore pu régler l'administration de cet agent, modifier son action ni apprécier parfaitement ses effets. Cette incertitude commande une grande prudence en médecine.

On a proposé le quinquina qui réussit souvent dans les affections nerveuses intermittentes. M. Laurent (1) a essayé, dans sa thèse, de faire prévaloir ce moyen. Il s'autorise de l'observation de deux cataleptiques guéris par ce médicament. Le premier de ces malades était fils d'un tabellion, atteint de catalepsie parfaite; le second était un capucin, affecté d'une catalepsie imparfaite. L'administration du quinquina à ces deux malades par Cl. Chicoyneau, professeur de médecine, à Montpellier, fut suivie de guérison (2).

On a indiqué des moyens fort singuliers parmi lesquels je citerai les suivans :

---

(1) Thèse.—*An catalepsi per périodes recurrenti quinquina?* Paris, 1808.
(2) Thèse de Leblanc, soutenue à Montpellier. 1702.

Le trépan. — Ce moyen mis en délibération par les médecins auxquels était confiée la fille Delvigne, avait été adopté par eux et devait être mis en pratique dès le lendemain. Heureusement qu'une évacuation sanguine survenue dans la nuit empêcha de le mettre à exécution. Il est inutile de réfuter les suppositions absurdes sur lesquelles ils se fondaient.

L'insufflation pulmonaire. — Georget pensait que dans beaucoup de désordres cérébraux ou rachidiens la mort ne survient que par paralysie ou insuffisance de la fonction pulmonaire ; aussi proposa-t-il l'insufflation pulmonaire, moyen, à son avis, beaucoup trop négligé dans les affections spasmodiques et nerveuses. Suppléer artificiellement à la fonction pulmonaire pour compléter l'hématose, est une idée ingénieuse sans doute, mais puisée à des théories plutôt qu'inspirée par des faits pratiques. Si l'on envisage les affections nerveuses en général, on en trouve bien peu capables de mettre en danger la vie des malades par défaut de sanguification. On pourrait citer la coqueluche, l'asthme, l'angine de poitrine, dans lesquelles la respiration est incomplète au milieu de l'accès : mais en admettant même l'efficacité de cette insufflation, comment la pratiquer ? par la trachéotomie ? par l'introduction d'un tube dans les voies aériennes ? par l'insufflation directe par la bouche ? les malades n'accepteraient ni l'une ni l'autre de ces propositions. Ainsi, une première difficulté surgit de l'impossibilité de pratiquer l'insufflation. En second lieu, cette opération serait sans utilité, puisque la maladie resterait incurable en ne s'adressant qu'à un symptôme. En troisième lieu, je dis que ce procédé est tout-à-fait inutile dans la catalepsie, car cette affection ne s'accompagne ordinairement d'aucun trouble de l'hématose. Je crois que l'insufflation pulmonaire doit être reléguée parmi ces moyens extraordinaires que les savans aperçoivent du fond de leur cabinet, et qu'ils décrivent dans leurs ouvrages sans les avoir fait préalablement passer par le creuset de l'expérimentation clinique.

Quelques auteurs ont exalté la propriété curative de la *graisse de vipère* employée en frictions.

Il a existé une foule d'agens analogues à celui-ci et qui ont obtenu de la vogue parmi les médecins du moyen-âge et surtout parmi les populations demi-barbares de cette époque, qui s'abandonnaient d'une manière si aveugle et si peu réfléchie aux usages commandés par la superstition et les sciences occultes. Merveilleusement propres à saisir les idées qu'elles ne comprenaient pas, conservant avec une vénération religieuse les traditions des prétendus sages, elles devenaient la conquête facile de ces hommes astucieux et fripons qui, sous des dehors moitié religieux, moitié savans, savaient capter leur bienveillance et commander aux croyances. Aussi ces remèdes se multiplièrent-ils à l'infini. Quelques hommes les repoussèrent: Elock, par exemple, nous dit qu'on attribue souvent aux amulettes les effets d'une autre cause. Qu'est-il resté de ces médicamens doués de si belles qualités curatives? de ces recettes qui contenaient des promesses si dorées? de ces pratiques étranges qui conduisaient nos bons aïeux à de si naïves croyances? de ces signes de nécromancie ou d'astrologie possédant des vertus si mystérieuses? qu'est-il resté? Des souvenirs qui font sourire les générations actuelles.

MÉTHODES.

§ III.

Avant d'entrer dans le détail des diverses méthodes employées dans la catalepsie, je dois en signaler une que je rejette complètement. Cette méthode consiste à placer le malade dans un bain froid que l'on réchauffe peu à peu et lentement, ou bien à l'amener dans un lieu moins froid, le frictionner, élever la température ambiante, et le faire passer à un degré de chaleur douce, compatible avec l'existence de la vie; en un mot, accumuler graduellement du calorique sur le malade afin de le ramener à la santé et à la vie. Ce traitement, dont je passe beaucoup de détails, est celui d'un accident grave, la congélation, qui n'a nul rapport avec la catalepsie.

a. Méthode antiphlogistique.—Schilling, Georget, et de nos jours M. Bouillaud, ont soutenu cette méthode. Elle consiste dans l'emploi des moyens dirigés ordinairement contre les phlegmasies aiguës. Les évacuations sanguines en forment la base : on leur adjoint les bains tièdes, la diète lactée, les émolliens, les boissons rafraîchissantes, le repos du corps et la tranquillité d'esprit, etc. Les saignées à la lancette, celles surtout à l'aide de sangsues étaient préférées par Georget. Le lieu d'application lui semblait moins important que la dose des évacuations ; il posait comme loi, d'appliquer à la fois un petit nombre de sangsues et de répéter cette application tous les deux ou trois jours selon la nécessité. Je dois dire en passant que Georget adoptait en même temps l'usage de l'électricité, stimulant du système nerveux, ce qui implique contradiction.

La méthode débilitante, antiphlogistique ne convient pas dans la catalepsie. Cette affection ne présente aucun phénomène de phlogose ; et les recherches des anatomo-pathologistes n'ont donné, à cet égard, que des résultats négatifs. Pourquoi faire un traitement contre une maladie qui n'existe pas ? Le moindre mal qui puisse arriver c'est de faire une chose inutile : mais il n'en est pas toujours ainsi. Le sang et surtout le sang actif, bien oxigéné, abondant, forme dans l'économie le contrepoids le plus efficace au système nerveux; il empêche, par ses propriétés, les troubles pathologiques des organes sensitifs, et produit par une force contraire une harmonie, qui est la santé. Si l'on enlève une portion de ce fluide, ou qu'on diminue à la longue ses qualités nutritives, qu'on le dépouille de sa propriété de stimulation, le système nerveux privé de son modérateur par excellence se relève, acquiert dans l'économie une prédominance marquée, agit sans règle, ni mesure, se trouble et devient la source intarissable de symptômes morbides variés. Les phénomènes pathologiques qu'on observe sont en proportion de la quantité de fluide sanguin perdu. Lents et soutenus comme chez les femmes nerveuses, quand l'épuisement a été lent, ils sont au contraire rapides, violens quand la soustraction du fluide est prompte, comme il arrive chez des femmes en couches, chez ceux qui ont des hémorrhagies abondantes, chez les animaux auxquels on ouvre les artères. On voit les spasmes se montrer, se répéter, et le malade ou l'animal, soumis à l'expérience, succomber dans les convulsions. Voilà des faits, il en existe bien

d'autres. Si l'on tâte le pouls d'une femme nerveuse, on
le trouve petit, faible, filiforme ; on dirait qu'il se débat
sous le doigt comme un muscle agité par des spasmes se
débat sous la peau ; il se caractérise par lui-même et
mérite, à juste titre, la qualification de pouls nerveux,
parce qu'il concorde toujours avec un état nerveux. On
n'a jamais prétendu que les personnes ainsi constituées
offraient une masse sanguine considérable ; la pâleur générale de la peau et des muqueuses, la nutrition cellulaire incomplète eussent vite protesté contre cette opinion. Il semble donc que l'absence de l'élément sanguin
soit la cause de la prédominance de l'élément nerveux.
C'est ma conviction. Les observations pathologiques sont
confirmatives de cette opinion ; car si l'on saigne, les
convulsions ne font qu'augmenter, ou même elles se développent si elles n'existaient pas. La physiologie et la
pathologie se réunissent pour témoigner de l'influence
pernicieuse des saignées dans les cas de névroses, et par
conséquent il faut les rejeter dans la catalepsie, ainsi que
le traitement antiphlogistique dont elles forment la base.
Je fais une réserve relative aux cas de complication. Un
état inflammatoire manifeste, des accidens apoplectiques
tranchés indiquent, d'une manière pressante, l'usage de
la saignée ; il convient d'y recourir sans égard à la catalepsie. Posée en ces termes, la question de l'indication est
bien différente de celle posée par Georget ; cet écrivain nous
dit : «saignez dans la catalepsie» ; je réponds avec Elock :
« ne saignez jamais à moins de complications pressantes.»

6. *Médication évacuante.* — Trois méthodes de traitement se sont offertes à ceux qui rejettent la méthode an-

tiphlogistique; parmi elles se trouve la méthode des évacuans. Les crises jouent un rôle immense dans la marche et la curation des maladies. Telle est l'opinion des anciens, et en effet, l'observation au lit des malades nous les montre si souvent que l'on ne peut nier leur influence dans la marche, la terminaison et la curation radicale des maladies. La méthode évacuante appuyée sur la théorie de l'arrêt des humeurs, fut proposée à l'exclusion de toute autre, dans une thèse soutenue devant la Faculté de Montpellier. Dionis y donna son approbation complète, s'appuyant d'un fait clinique, d'un seul il est vrai, mais apte à porter la conviction dans les esprits. La fille Delvigne (obs. 21.), à peine arrivée au couvent des Hospitalières, est prise d'une perte utérine si abondante que les matelas sont traversés par le sang, et dès le lendemain l'accès se modifie. Les règles s'arrêtent, recommencent, se terminent et sont suivies « d'un dé— » bordement de sérosité par la bouche, par le nez et par » les yeux, qui dura pendant trois jours sans discontinuer.» Enfin, six jours après cet écoulement de sérosité, elle eut un grand dévoiement qui dura huit jours. Cet exemple est, sans contredit, l'un des plus remarquables en ce genre; on voit la nature faire les plus grands efforts pour expulser spontanément le trop plein, si je puis dire, et certainement la cause de la maladie, puisqu'elle disparut à la suite des évacuations. Il faut cependant être sobre de conséquences trop précises. Nous voyons des évacuations de diverses natures, les unes sanguines, les autres muqueuses. Le résultat est-il lié aux premières ou aux secondes? je penche à l'attribuer aux évacuations sanguines; je me suis déjà expliqué à ce sujet. L'évacuation

par elle-même n'a, à mon avis, aucune influence comme
crise sur la marche de la maladie. Son influence se lie à
un fait de physiologie pathologique plus élevé ; elle agit
comme *acte instinctif physiologique propre à rompre
la chaîne d'une insurrection instinctive pathologique.*
C'est la mise en œuvre d'une fonction et non le résultat
matériel qui doit être considérée comme cause de l'amélioration et de la guérison.

Ces idées nous mènent loin des théories des anciens, qui
essayaient de mettre les humeurs en mouvement, et qui
voulaient entraîner avec elles la cause prochaine de la
maladie. Il ne s'agit pas d'évacuations, de déperditions ,
d'élimination , mais bien du rétablissement d'une fonction suspendue ou non développée. Les évacuations intestinales ou stomacales peuvent-elles remplir cette indication ? il en serait ainsi, si l'union fonctionnelle sympathique entre le cerveau et le tube intestinal était aussi étroite
que l'avait avancé Broussais, mais *l'homme n'est point
un estomac servi par des organes*, pas plus physiologi-
quement que moralement , et c'est une erreur de croire
que tous les systèmes de l'économie sont sous la dépendance sympathique du tube intestinal. Ce fait, qui avait
servi de base aux théories séduisantes où brillait le génie
de l'illustre auteur des *phlegmasies chroniques,* ne put
tenir devant la logique des faits ultérieurs. En résumé,
les évacuans ne sont réclamés ni par la théorie, ni
par l'expérience clinique. Le traitement sévère imposé à
M. A. D***. n'eut aucune influence sur la marche de sa
maladie. (Observation 12.)

δ. A côté des purgatifs et parmi les évacuans, je range
avec les anciens , les diaphorétiques et les diurétiques.

Ces deux ordres de médicamens ont été employés ou conseillés dans la catalepsie. Je ne sais jusqu'à quel point ils peuvent être avantageux dans cette affection. M. Reynell nous apprend que les diaphorétiques furent inutiles chez la malade qu'il eut à soigner (obs. 27). L'auteur de la thèse citée par Dionis (1) croit à l'efficacité des diurétiques et des diaphorétiques qu'il ne conseille que comme accessoires. Quelle ressource, en effet, trouver dans la bourrache et le nitrate de potasse comparés au jalap, à l'euphorbe, à la scammonée, à la coloquinte, etc.?

δ. *Médication dérivative.* — La médication dérivative ou *irritante transpositive*, comme l'appelle M. Trousseau, a une influence favorable dans les maladies qui ne font en quelque sorte qu'effleurer les tissus, dans ces affections à siége mobile, qui passent fugaces et superficielles, sans laisser, dans les parenchymes, de traces de désorganisation. Elle a une influence ordinairement marquée dans les névroses, excepté dans celles de la quatrième classe de M. le docteur Gibert, et qui portent sur l'ensemble des fonctions cérébrales; exception confirmative de la loi signalée par M. Esquirol, à savoir : incurabilité des aliénations mentales, accompagnées de troubles dans les mouvemens.

La médication dérivative s'opère sur les deux surfaces tégumentaires. Les anciens, qui avaient une pharmacopée si compliquée, croyaient avoir des remèdes dont la puissance s'exerçait contre les affections de la tête, et que pour cette raison on appelait céphaliques. Ces propriétés ayant été démenties par l'expérience, la matière

(1) Voy. Dionis, Loco cit., page 14

médicale n'a conservé, dans ses cadres, que les purgatifs, question jugée précédemment. La dérivation s'o-
père encore sur le tégument externe avec une certitude
d'action plus positive. Le lieu d'application est moins facile à déterminer qu'on ne pense; les sympathies du
cerveau avec les autres organes ne sont pas très communes. Chef et dominateur suprême de l'économie, cet
organe semble institué pour commander plus que pour
recevoir les influences synergiques des autres parties de
l'organisme. Si l'on consulte la pratique des hommes les
plus compétens dans la matière, on sera peu satisfait;
car on voit préférer, comme lieu d'élection, tantôt les
extrémités inférieures, tantôt la nuque ou la périphérie
du crâne. Nous avons vu M. Fouquier choisir avec succès les pieds et les mollets pour y fixer l'irritation artificielle dérivative. Ce lieu est très propre à recevoir les
agens de stimulation externe. Il réunit en sa faveur un
des principaux avantages signalés par les partisans de la
médication révulsive, d'être arrosé par des vaisseaux qui
n'ont aucun rapport avec le cerveau. — Il est un point
de la surface cutanée généralement négligé, et que l'on
pourrait choisir avec chance de succès, je veux parler des
régions dorsales et lombaires. Ces points, indiqués par
Broussais et par d'autres avant lui, offrent, théoriquement
parlant, le lieu d'élection le plus favorable; en effet, l'irritation substitutive s'opère sur des surfaces cutanées
nourries par des vaisseaux autres que ceux du cerveau,
et de plus, cette excitation artificielle agit le plus près
possible, sinon du cerveau lui-même, au moins de l'une
de ses dépendances les plus importantes. Dans l'observation trente-huitième nous voyons que l'usage d'un sina-

pisme étendu dans toute la longueur des deux gouttières vertébrales fut suivi d'un heureux succès. Si l'on ne pouvait appliquer ces sinapismes à cause de l'indocilité du malade ou par d'autres raisons, il faudrait les appliquer aux extrémités inférieures. — Quels agens faut-il employer? On en distingue de deux sortes : les uns rapides, énergiques, agissant presque sur le champ, s'usant vite, c'est-à-dire ne laissant aucun retentissement profond dans l'organisme; les autres, attaquant l'économie d'une manière lente, graduée, mais sûre, s'attachant aux principes de la nutrition, au sang lui-même qu'il dépouille de ses élémens régénérateurs. A la première classe se rapportent les ventouses sèches, la flagellation, l'urtication, l'action du calorique, la moutarde et même le vésicatoire volant; à la seconde, les cautères, les vésicatoires à demeure, les moxas et les sétons. La première classe nous fournira nos moyens d'action, car les fonticules agissent avec trop de lenteur et sont peu propres à cette stimulation instantanée, véritable *coup de fouet*, pour me servir de l'expression de M. Andral, capable de faire marcher la maladie et la conduire à bonne fin.

ç. *Méthode mixte.* — Nous venons de passer en revue plusieurs genres de médications qui ne peuvent suffire à la guérison de la catalepsie et que l'on ne peut proposer comme règle générale de traitement. La dernière seule, c'est-à-dire la médication dérivative, offre des chances de succès, mais elle est insuffisante et se complète par l'usage des antispasmodiques.

Les antispasmodiques ont une importance d'autant moindre qu'on les administre contre les névroses plus compliquées, contre celles surtout qui atteignent les fonctions animales et constituent les hauts spasmes. La catalepsie se trouve au rang de ces affections difficilement curables et ne céderait certainement pas à l'action des antispasmodiques seuls. Parmi ces médicamens il faut choisir ceux dont l'énergie est plus soutenue, plus lente, plus radicale, tels que le camphre, les gommes fétides, les antispasmodiques tirés du règne animal. La modification qu'ils impriment à l'économie consolide en quelque sorte les effets obtenus par les dérivatifs, et prépare l'organisme à une idiosyncrasie nouvelle incompatible avec les accidens cataleptiques, ce qui constitue le résultat le plus avantageux. En résumé : le traitement que je regarde comme le meilleur et le plus efficace, puise ses élémens dans deux médications, la médication antispasmodique et celle irritante transpositive. De la combinaison appropriée de ces deux méthodes naîtra le traitement le plus convenable à la catalepsie. Le secret de leur efficacité se trouve dans leur association, leur emploi combiné et simultané. Il serait superflu d'entrer ici dans les détails de l'administration de ces médicamens et de l'emploi des dérivatifs. On agit comme dans les autres maladies qui en réclament l'usage. Cependant je ferai une réserve relative au lieu d'élection des dérivatifs, car je considère les régions dorsales et lombaires comme très aptes à la sinapisation.

Observation 38. (1).— « Marx vit à Londres une jeune fille que le départ d'un frère chéri, pour un très long voyage, jeta dans la tristesse, les vapeurs, enfin d'une vraie catalepsie, puis-

(1) Marx, *De spasmis*, § 61. 1763.

que tous les membres restaient parfaitement dans l'état dans lequel on les mettait. Après qu'on eut tenté plusieurs remèdes anti-hystériques, le docteur Smith la guérit en lui donnant d'abord un vomitif, avec l'ipécacuanha et le tartre émétique ; il essaya l'électricité, et, à chaque secousse électrique, le membre se mouvait ; mais il n'y eut aucun effet durable. Des épispastiques, qui auraient donné à d'autres des convulsions et une inflammation, ne lui rougirent pas seulement la peau de la plante des pieds : la partie inférieure paraissait paralytique. Il lui fit appliquer un autre épispastique depuis la nuque jusqu'au croupion. Ce remède et le bain froid la rétablirent peu à peu et parfaitement ; seulement, l'épine du dos se courba un peu. La plante des pieds, que l'épispastique n'avait pas seulement rougie pendant qu'il était appliqué, fit de grandes douleurs lorsque le sentiment commença à revenir. »

Telle est la méthode générale de traitement de la catalepsie simple, essentielle. Cette méthode est variable selon la nature des complications dans la catalepsie composée.

TRAITEMENT DE LA CATALEPSIE COMPLIQUÉE.

§ IV.

La catalepsie accompagnée de mélancolie, d'idiotie, de démence, de manie, est incurable ; ce qui résulte de la complication d'une affection mentale avec un trouble dans la locomotion. Cette loi est générale et s'applique à tous les cas de pathologie cérébrale dans lesquels l'affection porte à la fois sur les fonctions intellectuelles ou morales et les mouvemens. Les soins à donner au malade consistent dans le traitement approprié aux diverses formes d'aliénation mentale qui compliquent la catalepsie. Il m'est impossible d'entrer dans les détails de cette immense question.

La complication de somnambulisme nous suggère, relativement au traitement, les mêmes réflexions que les maladies mentales. Les moyens doivent être dirigés contre le somnambulisme plus que contre la catalepsie.

Le tétanos, ai-je dit, complique quelquefois l'affection qui nous occupe. Le traitement doit avoir une énergie proportionnée à l'intensité de l'affection tétanique. *Vehementi malo nisi œquè vehemens auxilium succurrere non potest.* (Celse, lib. ɪɪ , c. 12, p. 84.) Cette cruelle affection est presque constamment mortelle , ce qui autorise les tentatives les plus désespérées. Les saignées répétées dans certains cas , et dans d'autres les bains prolongés, constituent la base de ce traitement. Les saignées coup sur coup , ou bien les évacuations sanguines par les sangsues en petit nombre, mais répétées sans interruption , ne sont pas la méthode la meilleure. La catalepsie , affection éminemment nerveuse, comme le tétanos lui-même, demandent un autre ordre de moyens curatifs. Les bains seront fréquemment mis en usage, ou plutôt, il faudra en employer un petit nombre , mais les prolonger longtemps. Cette condition de longue durée est de la plus haute importance, car les bains d'une demi-heure ou d'une heure n'ont presque nulle valeur; à peine donne-t-on à la peau le temps de s'imbiber de quelque liquide? Il faut, au contraire, retenir le malade dans l'eau pendant des heures entières : six, dix , quinze heures et même davantage. M. Lepelletier (de la Sarthe) fit prolonger un bain pendant trois jours entiers , et il eut fortement à se louer de cette prati-

que, puisque son malade guérit. Selon ce patholo-
giste il faut que le malade reste longtemps dans le bain
et qu'il n'en sorte que guéri ou mort. Pour obtenir de ce
moyen tout le succès desiré, il est important de tenir l'eau
du bain à une température constamment au-dessous de
la température normale de l'individu, afin que la soustraction du calorique soit lente et mesurée, et l'effet sédatif plus certain. En abaissant beaucoup la température
du bain on obtiendrait vite une sédation forte, trop forte
peut-être, et l'on s'exposerait à tuer le malade. — On
peut dans ce cas aider à l'action de l'eau par l'eau elle-
même : et pour cela, on place sur la tête du malade des
compresses imbibées d'eau froide, que l'on renouvelle fréquemment. *Capiti nihil æquè prodest atque aqua fri-
gida* (1). Ce moyen, redouté par les partisans de la médecine physiologique à cause des prétendues réactions
inflammatoires vers le cerveau, n'a presque jamais les inconvéniens dont on l'accuse; et, du reste, fût-il dans quelques circonstances aussi dangereux qu'on a voulu le dire,
il faudrait encore y recourir dans les cas de tétanos, car
le danger est imminent. En résumé : on place le malade
dans un bain un peu au-dessous de la température du
corps humain, on fixe sur sa tête des compresses que l'on
imbibe d'eau tiède d'abord, puis d'eau froide, et on le
laisse dans cet état jusqu'à ce qu'on ait obtenu une amélioration.

Catalepsie et hystérie. — Cette complication, l'une
des plus fréquentes de la catalepsie, offre le traitement
le plus compliqué. Il faut combattre simultanément les

---

(1) Celse, Lib., ı cap. 4. pag. **35.**

deux affections, et comme l'hystérie réclame spécialement l'usage des antispasmodiques, on devra insister sur
cette médication. Il convient de varier les préparations,
de recourir à l'emploi de l'une ou l'autre catégorie des
antispasmodiques, selon qu'elles correspondent par leur
action dynamique et thérapeutique à la forme vaporeuse
et légère de l'hystérie, ou bien à la diathèse hystérique
convulsive; il sera convenable, dans certains cas, d'as -
socier les narcotiques aux antispasmodiques. On a
employé un moyen que je dois signaler ici, au moins
comme fait historique. Forestus, dans son chapitre *de
Mulierum morbis*, nous raconte l'histoire d'une jeune
fille hystérique prise d'une attaque si violente qu'elle ne
pouvait plus respirer, qu'elle était couverte d'une sueur
froide et qu'on la regardait comme à moitié morte.
Arrivé près d'elle, il eut recours au moyen suivant re—
commandé par Galien et les Arabes : *Vix digito impo-
sito in vulvam cum confricatione, ad miraculum ad
se rediit et ab orci faucibus quasi erepta est.* Cette
pratique est d'accord avec les enseignemens de la médecine clinique, qui cherche à solliciter les instincts physiologiques pour faire disparaître des symptômes pathologiques dûs à une perversion des fonctions nerveuses sans
lésion organique matérielle de ce système. Quelque efficace
et rationel que me paraisse ce moyen, il me semble
entouré de tant de dangers sous le rapport de la moralité,
que je n'ose pas le conseiller. J'ai du reste toujours présent à l'esprit ce précepte de Sennert: *Frictio ista, a
christiano medico suadenda non videtur.* Dans les cas
extrèmes où les moyens héroïques ayant échoué, on croi-
rait devoir recourir à cette dernière ressource, il faudrait

se servir d'une femme, comme fit Forestus : *coacti fui-mus suadere ut aliqua mulier digito, vulvam intus confricaret.*

Catalepsie et fièvre intermittente. — Cette affection complexe doit s'attaquer avec le quinquina. L'élément intermittent lui seul indique d'une manière précise l'emploi de ce médicament, et cette règle s'étend non seulement aux fièvres proprement dites, mais encore à un grand nombre de névroses, à certaines douleurs névralgiques, à quelques épilepsies, à la catalepsie elle-même, etc. L'observation vingtième nous donne un exemple de l'efficacité de ce médicament.

Telles sont les indications particulières que nous fournissent les complications diverses de la catalepsie. Il en est d'autres commandées par les causes. *Malum hoc curaturus causæ non symptomati opponet medicamenta.* Ce précepte donné par le judicieux Elock pourrait s'appliquer non seulement à la catalepsie, mais encore à toutes les maladies; malheureusement il n'est pas toujours facile de suivre la filiation des maladies, et plusieurs d'entre elles échappent sous ce point de vue aux investigations les plus attentives et les plus scrupuleuses du médecin. Comment se produisent certaines catalepsies par exemple? par des émotions fortes, des travaux d'esprit trop assidus, des sanctions violentes, des passions désordonnées qui assiégent l'âme; excitations fugaces et passagères qui créent la maladie, se prolongent dans la maladie elle-même qui en est l'effet, mais qui sont insaisissables dans leur nature, et ne peuvent être atteintes par les médicamens. Il en est de même de l'*hérédité.* Pourrait-on diriger un traitement contre

cette cause? antérieure à tout développement, à toute
création morbifique, on ne pourrait l'attaquer dans son
principe. Jamais , que je sache , on n'a donné de pilules
au père pour guérir la maladie du fils. La théorie indique
qu'il faudrait essayer une régénération , une modification profonde de l'organisme : mais pour arriver à ce
but, quelles difficultés, quelle tâche ! Le traitement des
causes consiste plutôt dans des soins de prévoyance, dans
des moyens prophylactiques. J'ai cité précédemment l'histoire d'une femme qui avait été insultée par un paysan ,
et qui était atteinte d'un nouvel accès chaque fois qu'elle
rencontrait cet homme. On lui fit quitter le pays, et dès
qu'elle ne vit plus celui qu'elle haïssait, les accès diminuèrent peu à peu et finirent par disparaître (Obs. 36).
Ce fait nous apprend que le calme de l'âme et le repos
des passions sont des moyens puissans d'action sur les
cataleptiques.

La catalepsie n'a pas toujours des signes précurseurs,
elle peut apparaître brusquement et ne laisse pas le temps
de procéder à un vrai traitement prophylactique. Les
moyens préservatifs peuvent être opposés à des accès
ultérieurs, mais jamais au premier. Ils consistent dans
l'éloignement de toutes les causes capables d'amener une
agitation morale trop violente. On recommandera au
malade d'éviter toute discussion soutenue , toute querelle, de se soustraire aux études fortes, aux méditations
profondes , en un mot , à tous les travaux d'esprit qui
exigent une trop grande tension des facultés intellectuelles ; on redoutera les impressions morales. Si le malade est doué d'une grande activité cérébrale, il faudra
savoir lui donner des jeux et des occupations faciles ;

ainsi on lui montrera des amusemens, on essaiera de piquer son émulation, de provoquer sa volonté sans prendre le ton inspiratif du pédagogue. Il faut couvrir de miel les bords de la coupe qu'on présente au malade. On ne saurait apporter trop de délicatesse et de discernement dans l'emploi de tous les moyens qu'on oppose aux affections nerveuses.

L'hygiène ne fournit pas des secours bien puissans dans la catalepsie. Le choix des alimens a singulièrement varié ; les uns voulaient une nourriture douce, composée, presque uniquement de laitage et de végétaux ; les autres conseillaient des alimens excitans quoique d'une digestion facile. Je crois que l'on doit admettre en règle générale que l'alimentation la plus appropriée aux dispositions individuelles est seule convenable. Il faut que le malade évite toute espèce d'excès, qu'il fasse un usage modéré des boissons alcooliques et excitantes qui troubleraient certainement le jeu normal des fonctions du cerveau.

Doit-on rechercher un air humide et chaud ou un air sec et froid ? Ces questions longtemps et longuement débattues par les anciens, me semblent peu importantes, parce que la question d'aération ne peut avoir ici qu'une influence secondaire. Si on a eu à se louer de l'air de la campagne, je crois que ce résultat était dû moins aux modifications atmosphériques qu'à l'absence d'excitations nerveuses, au repos d'esprit et des sens, à ce calme de l'âme que l'on trouve loin des cités.

CHAPITRE XII.

THÉORIE.

Dans la plupart des affections, le mode d'être, les modifications de développement sont les points les plus difficiles de l'étude, ceux dans lesquels la pathologie a fait le moins de progrès. Cependant le désir immodéré de connaître si naturel à l'homme, le pousse incessamment à de nouvelles investigations, et cette fonction acquiert une puissance d'autant plus grande que les questions auxquelles elles s'applique, touchent de plus près à l'humaine nature, et qu'elles font entrer plus avant l'observateur dans les recherches que lui commande le principe γνωθι σεαυτον. Avec de tels élémens de succès quels résultats la science nous offre-t-elle?

Avant d'entrer en explication, je dois constater comme fait, que le symptôme cataleptique sensible se rencontre dans les deux règnes de la nature vivante.

Dans le règne végétal, on trouve une série entière, c'est-à-dire une espèce douée, dans les conditions de sa vie normale, de la faculté cataleptique, s'il m'est permis d'employer cette expression. Lorsqu'on déplace les fleurs du dracocéphale de Virginie(1) (*dracocephalum Virgi-nianum*), en les poussant horizontalement à droite ou à gauche, dans l'espace d'un demi-cercle, on voit ces fleurs s'arrêter en chemin fixes et immobiles si l'on cesse de les pousser. Cette propriété permanente qui constitue une véritable faculté, a fait donner à cette plante le sur-nom de *cataleptique*, et jamais dénomination n'a été ap-pliquée plus justement, car les cataleptiques présentent un symptôme tout-à-fait identique. En citant ce fait, je n'ai pas la prétention d'établir un rapport d'identité entre les symptômes de la catalepsie végétale et ceux de la ca-talepsie animale. Une différence immense les sépare. Ré-guliers et normaux dans le premier cas, ces symptômes sont d'accord avec la loi et l'harmonie du système, tandis que dans les animaux, ils sont le résultat d'une dévia-tion de l'ordre physiologique. Voilà pour le point de vue fonctionnel. La lésion anatomique autorise-t-elle un rapprochement plus intime? Suivons les faits. Les végé-taux ne présentent dans leur organisation que deux tis-sus élémentaires, le cellulaire et le vasculaire, que l'on rencontre également dans toute la série des êtres orga-nisés. Le premier, cette *trame vitale* (Bordeu). que Bichat appelait le *tissu générateur*, n'est que le support des fonctions vitales communes (nutrition et caloricité),.

(1) Cette espèce, de la famille des Labiées, est originaire de l'Amérique sep-tentrionale. Quelques auteurs l'ont comparée a la digitale à laquelle elle ressem-ble assez par la forme et l'élégance de ses fleurs, un peu purpurines et de cou-leur de chair, disposées en un bel épi terminal, muni de petites bractées. Son nom dérive de deux mots grecs, qui signifient *tête de dragon*, à cause de la forme de la corolle, qui est monopétale, tubuleuse et irrégulière, divisée en deux lèvres, ce qui lui donne une ressemblance éloignée avec la tête du dragon.

c'est le sol au sein duquel se passent les fonctions végé-
tatives; gangue inerte, il soutient et supporte les organes des fonctions vitales spéciales sans participer directement à ces fonctions qu'il ne peut remplir dans aucun
être; or, le trouble cataleptique porte sur une fonction
spéciale, la musculation; il est donc impossible de rapporter les symptômes cataleptiques à une lésion de ce
tissu. — L'élément vasculaire envisagé d'une manière
large et philosophique, n'est à proprement parler, que
le tissu cellulaire lui-même. Une modification de forme,
de densité et un but fonctionnel différent les séparent. Son
but est de recueillir les liquides, sève, sang, chyle, etc.,
de les transporter d'un lieu dans un autre, et là se borne
sa fonction. La contractilité qui lui est dévolue dans les
espèces supérieures, ne constitue pas une faculté, mais
seulement une propriété exceptionnelle fort éloignée de
la contractilité musculaire, et l'on ne pourrait, sans une
légèreté impardonnable, rapporter la catalepsie à une
perversion de ce système. Cela posé, on ne peut admettre,
comme je le disais, une identité entre ces deux ordres de
phénomènes, et parce que d'un côté ils sont constitués
par des lois physiologiques, tandis que de l'autre ils dé-
pendent de la pathologie, et parce que les conditions
d'organisation, les conditions anatomiques diffèrent dans
les deux classes que l'on voudrait mettre en rapport. Que
la conclusion à laquelle j'arrive ne surprenne pas : je n'ai
eu que le désir de signaler un fait très intéressant, de le
poser comme une espèce de jalon, qui pourra être utile
dans des recherches ultérieures et peut-être concourir à
éclairer la question de la catalepsie.

L'observation des animaux des classes inférieures ne

nous montre rien d'analogue aux phénomènes de la catalepsie ; pour la rencontrer il faut s'élever jusqu'aux
vertébrés. Voici ce que nous apprend la pathologie
comparée..

Il existe une maladie connue de tous les marchands de
chevaux, quoique mentionnée dans peu de livres, très
fréquente à Paris, appelée, à cause de ses symptômes,
immobilité. Elle survient surtout chez les chevaux
lourds, peu attentifs, qui se butent souvent, même dans
les routes faciles et planes, qui tournent difficilement et
qui présentent une raideur dans tous leurs mouvemens.
On observe comme signes précurseurs des symptômes de
stupeur et d'engourdissement, de la fixité des oreilles, les
yeux sont largement ouverts, la pupille dilatée et immobile. La maladie se déclare de deux manières, ou lentement et en suivant les degrés des symptômes précurseurs ;
ou subitement, ce qui est plus rare : alors on voit tout
à coup l'épine se fléchir, et si l'animal est en marche, ses
membres se raidissent et conservent la position qu'ils
avaient au commencement de l'accès ; ainsi, l'une des
extrémités postérieures reste en arrière raide et inflexible.
Lorsque l'accès est complet, la bouche s'échauffe et
devient très sensible, les lèvres se dessèchent et se pin-
cent, les naseaux sont ouverts et retroussés, l'œil est fixe
et la conjonctive rougeâtre. L'action de reculer est impossible, et chose remarquable ! « la nuque est la seule
partie qui soit douloureuse lorsqu'on la presse ou qu'on
la comprime dans l'endroit où porte la têtière du licol, »
c'est-à-dire au niveau du cervelet. Les extrémités an-
térieures se croisent en X, et l'animal ne peut changer
cette position sans faire de grands efforts convulsifs que

l'on est obligé de provoquer par des traitemens très ri-
goureux, par des coups, etc. Le caractère de l'animal
est complétement changé; lorsqu'on le tourmente, que
l'on prolonge les châtimens trop longtemps, on le voit
sortir de sa stupeur, s'animer avec rage, se défendre,
s'emporter, se fourvoyer et s'abattre pour retomber de
nouveau dans son accablement. Cette violence et cet em-
portement subit peuvent être spontanés, ce qui avait fait
distinguer par Chabert deux périodes dans cette affection. — On a attribué cette maladie à la plétore sanguine. Lafosse l'a vue succéder au tétanos. A une revue
du roi, en 1771, il fut témoin d'un accident d'immobilité causé par la peur. Enfin « elle vient quelquefois
» à la suite d'une longue maladie de la classe des névro-
» ses, et parfois il arrive qu'elle succède ainsi que la paralysie, à l'apoplexie. » (*Dictionnaire de méd. et chir.*
vétérinaire, par M. Hurtrel d'Arboval).

M. Magendie (1) dit avoir fait examiner les centres
nerveux de deux chevaux atteints d'immobilité. Dans
l'un et l'autre on trouva le cerveau altéré et le cervelet
intact. — Chabert, dans ses ouvertures, a trouvé le ramollissement du cerveau; un épanchement séreux très
abondant dans les ventricules latéraux; les plexus cho-
roïdes tuméfiés et souvent garnis de concrétion de volume
variable; la graisse qui enveloppe les nerfs à leur sortie de l'épine. et celle qui tapisse l'intérieur du tube ver-
tébral, très jaunes et très liquides. Les mêmes altérations
ont été rencontrées par M. Hurtrel d'Arboval. La description de cette maladie du cheval ne laisse aucun doute

(1) Mémoire lu à l'académie des sciences, le 20 juin 1823.

sur sa nature. Les désordres qui précèdent l'accès, les symptômes de l'accès lui-même, les causes, les lésions cadavériques rapprochent trop ces deux affections pour faire croire qu'il y a d'autre différences entre elles que le nom. Si la pathologie comparée est destinée à jeter du jour sur l'étude de la catalepsie, ce sera sans contredit la pathologie du cheval ; car cet animal est presque aussi complet que l'homme sous le rapport de ses appareils organiques.

Sans attendre ces travaux, jetons un coup d'œil sur les doctrines de nos devanciers, et sachons en tirer utile leçon, tout en les jugeant avec sévérité et impartialité.

La philosophie et les croyances religieuses ont eu, à toutes les époques, de l'influence sur la direction et le développement des idées médicales ; quelquefois même celles-ci obéirent aux superstitions populaires. Cette puissance de la pensée a existé de tout temps : et sans remonter au delà de l'ère chrétienne, nous retrouvons la philosophie à chaque pas réfléchie par les théories médicales. Tantôt elle s'élève noble et belle, sous les inspirations du platonisme et crée le vitalisme médical ; tantôt elle fléchit le genou devant les doctrines de l'épicuréisme et crée autour d'elle les écoles anatomiques. Bien plus, quand l'empire des hautes intelligences a cessé d'exister, la médecine se traînant terre-à-terre, partage les opinions et les erreurs du vulgaire. Ce dernier fait s'explique. Les idées payennes restèrent longtemps enracinées dans les croyances du foyer en face de la loi de l'évangile qui brillait dans le monde. Cette époque de transition fut aussi une époque de doute. Ce passage à une foi nouvelle ne put se faire sans une transformation, sans une

régénération. Les peuplades d'alors courbées sous le joug
de l'ignorance, abandonnées au despotisme des instincts,
ne purent recevoir tout d'abord le dogme chrétien trop
haut, trop épuré pour elles: faibles et crédules, elles se
contentèrent des merveilles des sciences occultes où elles
crurent trouver la raison de toutes choses. La catalepsie
interprétée à ce point de vue fut regardée comme un
effet de la magie, et cette idée s'est perpétuée jusqu'à une
époque rapprochée de la nôtre. On peut, à cet egard,
consulter un ouvrage de pathologie (1) publié depuis un
siècle et demi, et qui contient le fait suivant : « Une jeune
fille, à la suite d'une marche forcée, fut prise tout à
coup d'une sueur abondante, de frissons, de nausées, de
vomissemens, de lypothimies, de convulsions, enfin de
catalepsie. Les attaques se renouvellèrent, et la jeune fille
accusa comme auteur de ses maux une vieille voisine
adonnée au culte de la sorcellerie. La vieille mourut dans
le cours de l'année suivante et les accidens disparurent. »

L'auteur explique ce fait de la manière suivante : la
cause première, éloignée, fut un *charme;* la cause occa-
sionnelle et prochaine, l'action d'une solution aqueuse
de jusquiame ou d'une autre plante propre à faire naître
dans l'esprit des illusions fantastiques. Pour arriver à ce
but, il a suffi à cette méchante magicienne de diriger le
charme par sa volonté; tandis qu'elle a versé l'infusion,
soit sous la porte de la malade, soit sur une clé qu'elle
a fait tourner trois fois autour de sa baguette. Et la preuve
de tout cela, c'est qu'on a trouvé après la mort de la
vieille des instrumens de physique et de magie dans un

_____

(1) *Pathologia daemoniaca*, D. Joannis Westphali, in-4. Lipsie, 1707.

coin de sa chambre.» De pareilles absurdités ne méritent pas d'être discutées.

Une année plus tard, un journaliste du temps fit l'analyse de l'ouvrage. Après avoir critiqué l'auteur, qui croyait aux farces du diable se travestissant tantôt en chat noir, tantôt en bouc, etc., il donne lui-même une théorie de la catalepsie. L'homme, à son avis, se compose de trois parties : l'esprit, l'âme et le corps. L'esprit, atôme du souffle divin possédant toute science, résidant en nous sans être combiné intimement aux élémens matériels de notre corps, mais seulement uni à lui par les liens spirituels de l'âme, et, lorsqu'il est séparé du commerce de l'âme et du corps, pouvant agir seul par son intellect divin. L'âme, sorte d'intermédiaire entre le corps et l'esprit ayant probablement pour but la mise en relation de ces deux substances spirituelles et physiques, l'esprit et le corps. Cela posé, il établissait que, dans le sommeil, l'esprit soustrait aux sensations et aux excitations du monde extérieur, jouit de toute sa vigueur et de toute sa vie, qu'il est plus apte à recevoir les impressions célestes, et qu'il se rapproche davantage de la Divinité. *Multò divinior est.* Il avançait que dans la catalepsie il se passe des phénomènes analogues, qu'il expliquait de la manière suivante : «L'influx de l'âme, ou, pour mieux dire, l'âme agissante est interceptée vers le centre oval ; de là, l'impossibilité d'éprouver une sensation quelconque ou d'exercer une seule des facultés cérébrales.

Cette théorie, puisée à une doctrine hétérodoxe en matière de religion, pourrait, jusqu'à un certain point, expliquer les phénomènes cérébraux de ces cataleptiques dont Frédéric Hoffmann nous dit : *Narrant mira gau-*

dia, aut phantasma tragica, visiones divinas, consor-
lium angelorum, quin et futura praenuntiare videntur,
ac validicos se simulant. Cette théorie est inapplicable
aux phénomènes de la vraie catalepsie. On doit se rappeler, en effet. que l'intelligence reste dans un repos absolu et complet ; ce qui établit une différence fondamentale entre les phénomènes réels de la catalepsie et ceux
qu'on a voulu expliquer. Cette erreur de diagnostic pourrait suffire à faire rejeter une pareille explication. Allons
plus loin. Si l'âme est interceptée, il faut qu'il y ait une
barrière, un empêchement pour la retenir, ce qu'il est
impossible de démontrer. Ainsi, les lois de physiologie
pathologique, autant que le manque de démonstrations
repoussent également cette théorie.

Schilling pensait, avec Sennert et Plater, que la catalepsie était due à une congélation des esprits animaux
qui président aux mouvemens, à l'intelligence et à l'i-
magination. Il fondait son opinion sur l'expérience et
le témoignage des voyageurs qui traversent les Alpes, et
qui, saisis par le froid, éprouvent, dit-on, des accidens
analogues aux accidens cataleptiques. La cause de cette
congélation ne l'arrêtait pas ; il suffisait que le cerveau
reçut moins de chaleur que les autres parties du corps.
Galien avait professé une opinion analogue.

Cette théorie est basée sur l'existence d'esprits animaux
et sur certaines propriétés *physiques* de ces esprits, ce
qui implique contradiction : elle se fonde sur des faits mal
observés, elle est inadmissible. Entrons dans quelques
détails.

Les esprits animaux qui ont fait tant de bruit, à certaines époques, dans la science, existent-ils ? L'observa-

tion directe à l'aide des sens, les déductions logiques n'ont pu en démontrer l'existence. Si Schilling a voulu exprimer par là ce qu'on entend aujourd'hui par fluide nerveux, il n'est pas moins dans l'erreur, parce que cette expression de fluide nerveux est entièrement métaphorique, et n'implique pas la connaissance d'un résultat expérimental ; on n'a jamais pu saisir ce prétendu fluide, pas plus à l'aide des instrumens les plus ingénieux des physiciens que dans le creuset du chimiste. Supposons, ce qui est absurde, que les esprits animaux puissent être soumis à la congélation, pourra-t-on avec ce fait expliquer la catalepsie? Il arrivera de deux choses l'une : ou bien les esprits animaux cesseront leur action, et un collapsus général et les signes de mort en seront la conséquence ; ou bien, ils resteront dans une immobilité complète. Dans ce dernier cas, les phénomènes intellectuels devront se suspendre immobiles, *mais actifs* comme les muscles ; le malade s'arrêtera sur une idée , sur un mot, comme ses muscles s'arrêtent au milieu d'un mouvement, ou dans une pose quelconque. L'observation prouve le contraire, car le malade oublie nonseulement l'idée qu'il avait au commencement de l'accès, quelquefois même les faits qui ont donné naissance à cet accès ou l ont précédé. Cette théorie est donc inadmissible.

A côté de l'opinion de Schilling, je crois devoir rapporter celle d'un auteur qui se défend avec grand soin d'offenser la raison, et qui pourtant nous donne la théorie que je vais indiquer : cet auteur est Sylvius de Le Boë.

La catalepsie, dit-il, n'a sa cause ni dans le cerveau, ni dans les nerfs , mais dans les esprits animaux; elle est

constituée par la *coagulation* des esprits ; coagulation
analogue à celle de l'urine humaine lorsqu'on la met en
contact avec de l'esprit de vin. Cette explication repose
sur trois suppositions gratuites : existence d'esprits animaux ; siége de la maladie dans ces esprits; en troisième
lieu, leur coagulation. Ces théories, dignes du moyen-
âge, époque de la gloire des Paracelse et des Van-Hel-
mont, ne peuvent plus être admises. Il n'est plus permis
de nos jours d'ajouter confiance aux explications de ces
chimiatres matérialistes qui ne voyaient dans l'homme
qu'un amas d'instrumens inertes, sorte de cuisine où s'o-
péraient des phénomènes de fermentation, de coction, de
distillation, d'effervescence, de réaction, etc. Ces écrivains, jetant un profond mépris sur les théories, peut-
être trop exclusives des vitalistes de leur temps, eurent
la prétention d'appliquer les lois de la physique et de la
chimie aux phénomènes de l'économie animale ; mais
l'abandon des notions de psycologie, l'ignorance de la
destinée actuelle et ultérieure de l'homme, ont fait retomber sur eux le mépris qu'ils distribuaient si libéralement
à leurs antagonistes.

La théorie de Fr. Hoffmann est presque mécanique.
La moelle allongée est le siége du *sensorium commune*.
De ce point irradient à toute l'étendue du corps, des pro-
longemens du cerveau, les nerfs qui vont porter à toutes
les molécules vivantes de l'organisme un fluide subtil,
sécrété par la substance grise ou corticale du cerveau.
Ce fluide traverse la moelle allongée et transmet aux organes les ordres du cerveau ; son mouvement est constant : sa distribution égale et régulière constitue l'état de
santé ; son insuffisance permet le sommeil; sa suppression

complète fait perdre le sentiment, les facultés mentales et la possibilité des mouvemens volontaires. La circulation de ce fluide peut être empêchée par la paralysie des fibrilles nerveuses, ou par leur contraction spasmodique qui est assez puissante pour étreindre les vaisseaux et empêcher le mouvement du fluide. Le point d'interruption se trouve au niveau de l'entrée des nerfs dans la pie-mère. Telles étaient les données sur lesquelles Hoffmann fonda sa théorie. Il expliquait les symptômes de la manière suivante : Les sensations, les mouvemens, la parole, toutes les fonctions animales cessent par défaut de force motrice, par défaut de stimulus naturel des organes, le fluide nerveux. Les fonctions anatomiques, c'est-à-dire celles qui sont soustraites à l'empire de la volonté, conservent toute leur vigueur, parce que leurs organes reçoivent l'impulsion par l'entremise des nerfs issus de la partie inférieure du cervelet et de la moelle, comme le pense Vieussens. L'action de ces nerfs continue, parce que leur origine n'est pas étranglée par cette même contraction fibrillaire spasmodique, qui étreint les nerfs des organes de la vie de relation. — La théorie de Fr. Hoffmann repose sur des hypothèses et des erreurs de physiologie. Première hypothèse : La moelle allongée est le siége de l'âme; cette opinion, qui appartient également à Lapeyronie, ne constitue qu'une supposition gratuite. D'autres auteurs ont aussi assigné une résidence à l'âme : Willis la plaçait dans les corps striés (couche des nerfs ethmoïdaux); Lancisi dans le corps calleux (Mésolobe-Chaussier); d'autres dans la glande pinéale, etc. Aucun d'eux n'a pu fournir de preuves à l'appui de son opinion. Il est vrai que le siége des facultés est le cerveau, mais aucun point de cet organe ne jouit de la propriété spéciale de posséder l'ensemble de ces facultés. Éparpillées dans la masse cérébrale, elles sont attachées à l'organisation de cette masse, selon des lois encore peu connues, mais certaines. Chaque organe cérébral est le centre d'une fonction distincte, isolée, jouissant d'une existence indépendante. L'anatomie pathologique, l'observation empirique des phrénologistes, les expériences des vivisecteurs et surtout l'expérimentation clinique des aliénés, fournissent surabondamment la preuve de la vérité des principes que j'énonce.

Dans l'état actuel de la physiologie cérébrale, on est en droit de repousser toutes les assertions de la psycologie, qui voudrait réduire le système de l'entendement à l'unité de siége. Je ne nie pas qu'il existe dans l'organisme un principe supérieur qui embrasse toutes les facultés, les coordonne et les harmonise ; je crois, au contraire, ce principe universel, je le crois départi aussi librement à la plus simple molécule organique qu'aux organes les plus relevés ; ce principe qu'on peut appeler vital, ou autrement, dépasse d'une grande hauteur la portée de l'intelligence humaine ; lié à notre condition physique et corporelle, il en subit les lois jusqu'à ce que, interrompu dans cette existence, il aille subir d'autres destinées que lui réserve la providence dans sa suprème sagesse. Mais dire que les facultés intellectuelles relèvent d'une faculté plus générale, c'est vouloir se jeter dans la voie des suppositions, sans tenir cas des observations de la philosophie, c'est vouloir rejeter les fruits de l'étude des écoles moralistes, et spécialement de l'école écossaise. Ainsi je repousse ce premier

premier principe d'Hoffmann avec les aptitudes et les conditions d'unité de siége qu'il lui assigne.

L'erreur dont je parlais porte sur le mécanisme de l'action morbide. Hoffmann nous assure que le fluide vital est arrêté dans son trajet par la contraction des fibrilles nerveuses. Abstraction faite de la supposition d'existence de ce fluide animal, il faut remarquer que la contraction assignée aux fibres nerveuses et à la substance cérébrale n'ont été démontrées par personne. La négation de cette contractilité, négation autorisée par l'expérience, dispense de démontrer l'impossibilité de la paralysie ; car celle-ci ne peut survenir que là où existe la contractilité. C'est donc en vain que l'on veut fonder l'explication de la catalepsie sur la contractilité du tissu nerveux.

Georget, après avoir rejeté la catalepsie de la classe des apoplexies (Cullen), de la classe des débilités (ordre des affections comateuses) où l'avait placée Sauvages, enfin de l'ordre des névroses cérébrales comateuses, selon la nomenclature de Pinel, adopte l'opinion de Petetin de Lyon, et croit que cette affection est due à une irritation du cerveau avec engorgement habituel des vaisseaux de cet organe et compression de l'origine des nerfs. Les douleurs de tête ordinaires au malade, la chaleur de cette partie, les injections fréquentes des tégumens de la face principalement, autorisaient, selon lui, à croire à une congestion cérébrale sanguine. Il est impossible de s'appuyer sur ces phénomènes, parce qu'ils existent rarement. Un autre point important de cette théorie, c'est la compression de l'origine des nerfs signalée précédemment par Hoffmann, et rajeunie en quelque

sorte par une nouvelle explication. Je n'adopte pas cette
cause, parce qu'elle n'a pas été démontrée dans le cas
de catalepsie véritable, et parce qu'elle ne détermine
pas la catalepsie quand elle existe réellement. M. Ri-
cherand a pu comprimer directement le cerveau d'une
malade dont le crâne était ouvert sans provoquer la catalepsie. — Georget parle d'une irritation ; ce mot est
très vague et obscur ; du reste, l'idée qu'il exprime ne
peut correspondre à la condition d'intermittence, question capitale devant laquelle ont échoué les théories les
plus ingénieuses.

M. Jolly pense que la catalepsie est due à une *surcharge du système nerveux*. Cette opinion se fonde sur
l'existence d'une surabondance d'activité vitale que semblent révéler, il est vrai, les symptômes musculaires,
mais qui ne s'accorde pas avec les symptômes cérébraux
intellectuels ou sensitifs. Dans l'accès de catalepsie, les
facultés mentales sont dans un repos complet ; les facultés
sensitives, les instincts, les sensations appropriées à chaque sens en particulier, sont également dans un repos
complet, ce qui empêche toute appréciation rigoureuse et s'oppose à la classification de ces facultés au
point de vue de leur activité ; par conséquent on ne peut
pas établir s'il y a ou non surabondance d'influx nerveux. — Les affections cataleptiques incomplètes qui
portent spécialement sur les mouvemens musculaires
et laissent libres ou à peu près libres les développemens
de l'intelligence, ne sont pas plus que la catalepsie complète, propres à démontrer la suractivité cérébrale. Lorsqu'on interroge ces malades, on obtient d'eux à peine
quelques signes mal dessinés, quoique dénotant d'une

manière formelle la présence ou mieux la conscience du moi, ainsi que le principe actif de l'intelligence. Choisira-t-on l'exemple de M. Arthur D*** (obs. 12), qui obéissait au commandement qu'on lui faisait, et qui, machine inerte, ne savait que comprendre et subir l'impulsion qu'on lui imprimait? Cet état trop rapproché de la démence, n'a nul rapport avec ces grands désordres intellectuels qu'on observe chez les maniaques et qui semblent inépuisables, tant est actif et en surcharge le principe qui leur donne naissance! L'activité cérébrale se mesure par le nombre et l'activité des actes cérébraux. Or, les cataleptiques qui restent maîtres d'une partie de leurs facultés, sont remarquables par l'inertie et la torpeur de ces facultés; d'où l'on peut conclure qu'elles ne se rattachent pas à un principe d'une grande activité.

Viennent les mouvemens et les symptômes qu'ils fournissent. Si j'ai bien compris la véritable valeur qu'il faut leur assigner, je crois qu'ils ne peuvent pas plus servir à prouver la surcharge du système nerveux, que les symptômes tirés des signes cérébraux eux-mêmes. Les spasmes, les convulsions dénotent l'excès d'influx nerveux, comme la paralysie, à ses degrés divers, exprime la diminution ou le défaut de cet influx, de cette puissance nerveuse. La catalepsie, affection *sui generis*, se place, par la nature de ses symptômes musculaires, à la limite moyenne de ces deux états opposés, excitation et atonie. Elle appartient à la première, en ce sens que les muscles, pour vaincre les lois de la gravitation générale, ont besoin d'un certain degré d'activité pour soutenir les diverses parties du corps dans les positions qu'on leur donne. Elle appartient à la seconde par la mollesse et la faible opposition qu'elle apporte aux forces motrices du dehors appliquées aux muscles contractés par la catalepsie. Si le principe qui donne naissance à cette contraction était doué d'une vive énergie, on verrait se produire des mouvemens désordonnés, des réactions vives, comme on l'observe dans l'agitation de la manie, ou dans les expériences au moyen de secousses électriques ; tandis que les symptômes sont modérés et mesurés dans la catalepsie ; ils se passent dans le calme, sans être toutefois commandés par une inertie nerveuse analogue à l'impuissance paralytique et rapprochée d'elle. Ces raisons m'empêchent d'admettre l'opinion de M. Jolly.

Telles sont les théories qui ont été émises sur la nature de la catalepsie. On peut leur en rattacher plusieurs autres qui en diffèrent par de légères modifications, et que je crois inutile de rapporter ici. En résumé, 1° nous trouvons une première explication puisée dans les sciences occultes, explication fondée sur de mystérieuses destinées dont s'emparent les charlatans et les fourbes pour en tirer profit aux dépens des masses, mais n'ayant aucune consistance comme théorie scientifique.

2° La théorie de Schilling, inadmissible parce qu'il la fonde sur des faits étrangers à la catalepsie.

3° Sylvius, contemporain de Paracelse, nous parle sous l'inspiration des idées iatro-chimiques, et pense que les esprits animaux se coagulent dans le cerveau comme l'urine dans un vase lorsqu'on la soumet aux réactifs de la chimie.

4° Hoffmann, d'un esprit si ingénieux, élève une théorie qui serait complète, si elle contenait la démonstration de cette contraction fibrillaire. Cette théorie contient en germe une idée qui a reçu ultérieurement des développemens d'expérience, je parle de la distinction du principe des mouvemens de celui des facultés mentales.

5° Georget, avec des idées de physiologie plus avancées, se laisse encore entraîner à l'opinion d'Hoffmann à la constriction ; mais il l'explique par un autre mécanisme que cet auteur, c'est-à-dire par la présence du sang qui devient agent de compression et empêche l'action cérébrale. Cette théorie, plus en rapport avec les idées de notre époque, ne peut pas expliquer suffisamment les faits de la catalepsie.

6° Vient ensuite la théorie de M. Jolly, plus juste et plus rationelle que les précédentes, fondée uniquement sur le dynamisme nerveux, comprenant par conséquent le point essentiel de la question, je veux dire la nature de la catalepsie, mais n'éclairant pas plus que les autres la production de la maladie ou mieux son mécanisme.

Je pourrais rapporter encore beaucoup d'autres opinions sur la nature de la catalepsie, je pourrais, simple historien, raconter les explications de plusieurs auteurs, mais cette énumération facile deviendrait fastidieuse autant que peu instructive, et c'est ce qui me la fait négliger. Je pourrais aussi, donnant libre champ à mon imagination, créer des théories nouvelles dont se contenteraient les hommes peu réfléchis ; je m'en abstiens, parce qu'elles seraient bientôt repoussées impitoyablement par les esprits sérieux et méditatifs.

La catalepsie a conservé deux points de son histoire inexplicables, son essence ou nature, et son intermittence. On a fait beaucoup de tentatives pour arriver à la solution de ces questions, toutes ont échoué; au moins toutes celles connues jusqu'à ce jour. Aux hypothèses faut-il ajouter des hypothèses? aux explications, des explications? Faut-il adopter le premier système venu et dire, comme certain auteur allemand, que l'esprit est toujours satisfait de s'expliquer ce qu'il ne comprend pas? (1) Faut-il, à son exemple, vouloir en imposer aux autres par des apparences de vérité? Je crois qu'il convient de s'abstenir de ces explications, et qu'il appartient à un esprit philosophique de rester dans le doute : non dans le doute de l'ignorance, mais dans celui qui nous empêche de nous livrer aux idées aventureuses. Il n'est pas donné à l'homme de tout comprendre; et parmi les maladies il en est quelques unes dont la providence se réserve le secret, elle a voulu les couvrir d'un voile épais que l'entendement humain s'épuiserait vainement à vouloir déchirer : la catalepsie, jusqu'à ce jour, a été de ce nombre. Il ne faudrait pas pourtant, adoptant cette idée comme règle de conduite, se rejeter sur les causes finales, ces secrets de la suprême sagesse, et négliger pour cette raison l'étude approfondie des affections; car alors, le médecin se dépouillant spontanément de l'exercice de ses facultés, mériterait ce reproche du psalmiste : *os habent et non loquentur*, etc.

_____

(1) L'auteur, auquel je fais allusion, donnait de l'hydrosudopathie, qu'il ne comprenait pas, une explication qu'il ne comprenait pas lui-même. Un de nos compatriotes lui en ayant fait l'observation, l'auteur d'outre Rhin répondit : « Cela satisfait l'esprit. »

FIN.

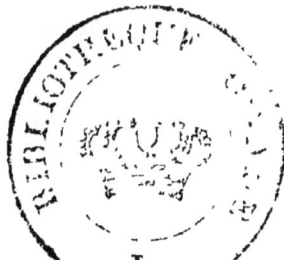

TABLE DES MATIÈRES.

ERRATA.

—

Page 22, ligne 17, au lieu de *de sternutatoires*, lisez : *des sternutatoires*,
71 32 *acte*, lisez : *accès*
83 14 *dans*, lisez : *tous*.
142 7 *fébrilles*, lisez : *fibrilles*.
142 14 *la maladie*, lisez : *la catalepsie*.
143 10 *avaient dépassé*, lisez : *avait dépassé*.
150 11 *du sans*, lisez : *des sens*.
159 4 traitement de *la maladie*, lisez : traitement de *l'accès*.

PARIS.—Imprimerie de P. BAUDOUIN, r. des Boucheries-S.-G. 38.

www.ingramcontent.com/pod-product-compliance
Lightning Source LLC
Chambersburg PA
CBHW070504200326
41519CB00013B/2714